JN143490

スキルアップをめざす！

エビデンスに基づく総義歯製作

生体情報を考慮した客観的な人工歯排列法

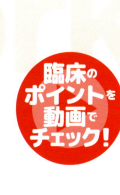
臨床のポイントを動画でチェック！

佐藤幸司 著

医歯薬出版株式会社

This book was originally published in Japanese under the title of :

EBIDENSU NI MOTOZUKU SOUGISHI SEISAKU
(Evidence of Denture Work)

Author :
KOJI, Sato

© 2018 1st ed.

ISHIYAKU PUBLISHERS, INC.
7-10, Honkomagome 1 chome, Bunkyo-ku,
Tokyo 113-8612, Japan

序

　本書刊行時点において日本は超高齢社会を迎え，高齢者歯科医療と共に緩和ケアが必要な在宅歯科医療も増加傾向となっている．義歯の中でもとりわけ無歯顎症例は歯科疾患のターミナルケア（終末治療）に相当し，老人医療の概念からすれば介護を必要とする段階にあると筆者は考えている．

　昨今では高度に発達したデジタル化と歯科医療技術の進歩により，歯が喪失した無歯顎者の疾病構造も著しく変化してきている．これまでのような咀嚼機能の回復と同時に，審美性や摂食嚥下機能の獲得といった高齢者歯科医療の充実も求められ，義歯の質的需要が高度化している．

　質の高い機能的な総義歯を製作するためには，各製作基準を客観的に捉え，神経筋機能と協調させることが求められる．特に，解剖学・発生学・生理学を踏まえた咬合平面と咬合彎曲の設定，生理学的・力学的に調和する人工歯排列，口腔内に調和した咬合と咬合様式の付与が成功の鍵となる．

　本書では，その際に重要となる「印象採得・咬合採得からの咬合位（垂直的・水平的下顎位）の考察」「仮想咬合平面の設定」「咬合とその様式の決定」の各基準について，わかりやすくまとめることを趣旨として執筆した．特に，総義歯製作に重要な項目を強調したPart1はQRコードにて読み込める動画を取り入れており，「目で見て流れがわかる」構成を心掛けた．"二義的人工臓器"としての義歯が求められている昨今において，医療的側面からの「エビデンス」を含んだ総義歯治療のため，それらを歯科医師・歯科技工士が共有するため，そして歯学を志す学生諸氏にも本書を役立てていただければ望外の喜びである．

　執筆にあたっては，国内外の著名な臨床家の歯科医師・歯科技工士の諸先輩からご指導・ご助言をいただいた多くのことを基礎とし，BPSデンチャーのガイドラインもその多くを筆者の考え方の根拠として取り入れている．また，共に臨床に取り組む歯科医院からは数々の症例を提供していただき，日々ご指導をいただいている．これら多くのことを学ばせていただいた方がたに，この場を借りて深く感謝を申し上げたい．

2018年10月吉日

佐藤補綴研究室　佐藤幸司

Contents

スキルアップをめざす！
エビデンスに基づく総義歯製作
生体情報を考慮した客観的な人工歯排列法

Gravure

Ⅰ級，Ⅱ級，Ⅲ級の骨格・顎堤条件に合わせた人工歯排列 …… 6

Part 1：動画で学ぶ臨床ステップ

- **01** 個人トレー外形線の描記 …… 10
- **02** デンチャースペースコアの製作 …… 12
- **03** 印象体・デンチャースペースコアから見る周囲組織 …… 14
- **04** 上顎人工歯の排列基準 …… 16
- **05** 下顎人工歯の排列基準 …… 18
- **06** 排列テンプレートの設定 …… 21
- **07** 前歯部人工歯の排列手順 …… 22
- **08** 臼歯部人工歯の排列手順 …… 24

※ Part 1の動画はサロンドデンテクノ（https://www.salondedentechno.com/）の協力を得て制作しております．

本書に付属する動画コンテンツについて

本書に関連する動画を以下の方法にてインターネット上で視聴することができます．

≪方法 1．スマートフォン・タブレットで視聴する≫
紙面に掲載のQRコードを読み込むと該当する動画を再生します．
[動作環境]
Android 5.0 以上の Chrome 最新版
iOS 11 以上の Safari 最新版
※フィーチャーフォン（ガラケー）には対応しておりません．

≪方法 2．パソコンで視聴する≫
以下のURLにアクセスし，該当項目をクリックすることで動画を視聴することができます．
https://www.ishiyaku.co.jp/ebooks/462150/
[動作環境]
Windows 7 以上の Internet Explorer 及び Microsoft Edge 最新版
MacOS 10.9 以上の Safari 最新版

Part 2：総義歯製作のエビデンス

- **01** 印象採得，咬合採得の重要性 …… 28
  - **Supplement ①** 個人トレーの辺縁がずれていると……？ …… 36
- **02** 義歯の安定を力学的要素から考察する …… 38
- **03** 発音・運動機能といった生理学的安定に関わる要件 …… 42
- **04** 顔貌と対向関係に基づく人工歯選択の基準 …… 46
- **05** 前歯部人工歯の排列基準 …… 52
- **06** 臼歯部人工歯の排列基準 …… 58
  - **Supplement ②** デンチャースペースの採得法と観察 …… 64
- **07** 理想的な床縁形態（歯肉形成） …… 66
- **08** 咬合の付与と調整の基準 …… 72

参考文献 …… 78

◆注意事項
・お客様がご負担になる通信料金について十分にご理解のうえご利用をお願いします．
・本コンテンツを無断で複製・公に上映・公衆送信（送信可能化を含む）・翻訳・翻案することは法律により禁止されています．

◆お問い合わせ先
以下のお問い合わせフォームよりお願いいたします．
URL：https://www.ishiyaku.co.jp/ebooks/inquiry/

Gravure

CLASS I

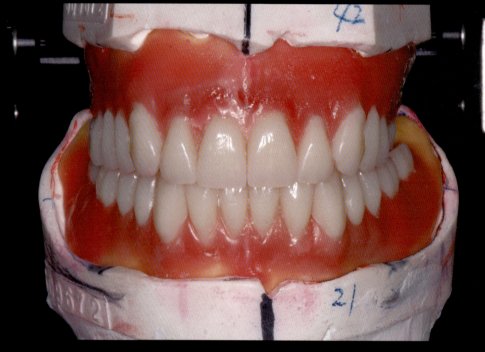

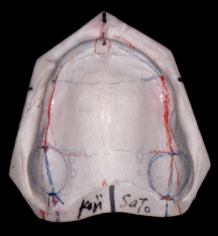

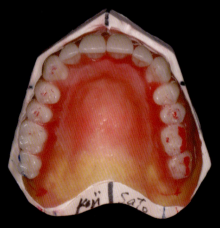

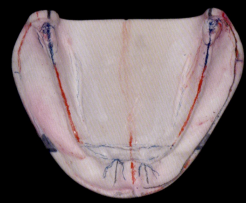

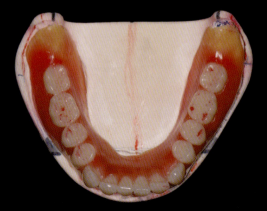

Gravure
CLASS II

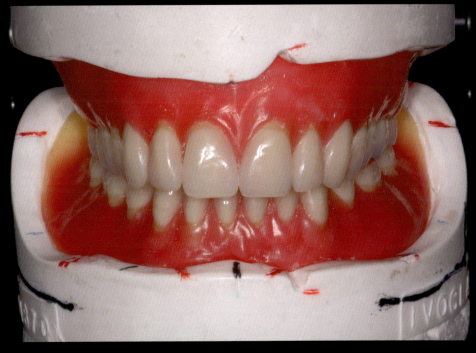
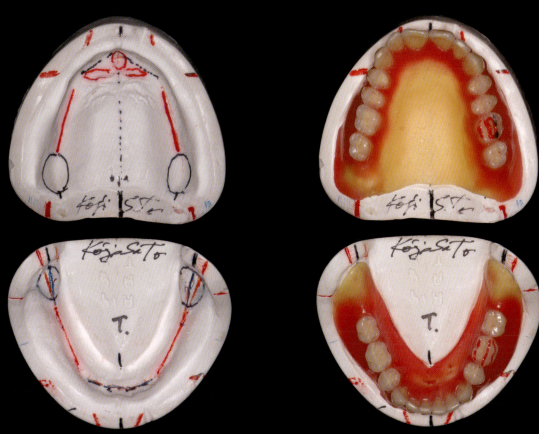

Ⅰ級,Ⅱ級,Ⅲ級の骨格・顎堤条件に合わせた人工歯排列

Gravure
CLASS III

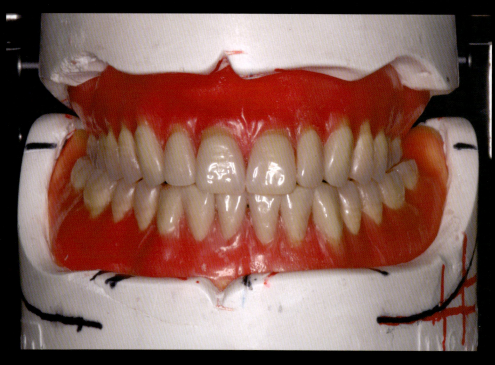

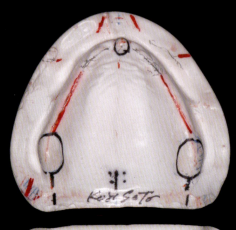
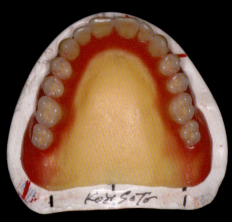
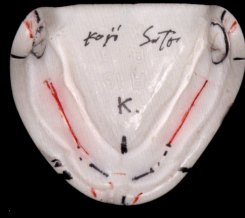
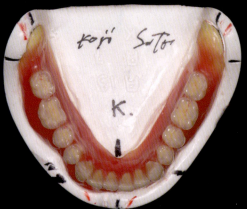

Part 1
動画で学ぶ臨床ステップ

01	個人トレー外形線の描記	10
02	デンチャースペースコアの製作	12
03	印象体・デンチャースペースコアから見る周囲組織	14
04	上顎人工歯の排列基準	16
05	下顎人工歯の排列基準	18
06	排列テンプレートの設定	21
07	前歯部人工歯の排列手順	22
08	臼歯部人工歯の排列手順	24

Part 1：動画で学ぶ臨床ステップ

01 個人トレー外形線の描記

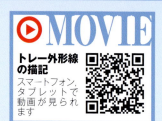
トレー外形線の描記
スマートフォン，タブレットで動画が見られます

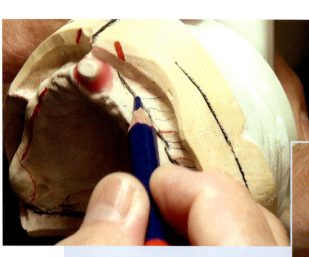

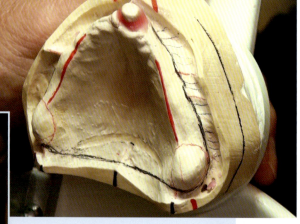

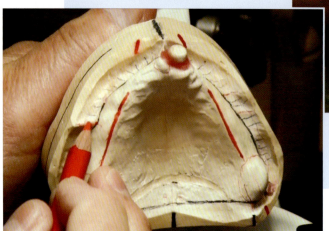

1-1-1～3 上顎に記入した個人トレー外形線．可動粘膜と不動粘膜の境界は，頬小帯をはじめとする各種小帯の起始部から判断すると良い．トレーの辺縁は，小帯の起始部付近を避けるようにする

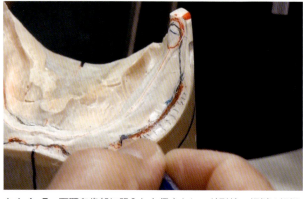

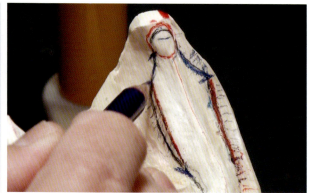

1-1-4, 5 下顎臼歯部に記入した個人トレー外形線．頬側は頬棚，舌側は顎舌骨筋線（顎舌骨筋付着部）がガイドラインとなる．それぞれの小帯は避けるようにラインを記入する．後方部は，レトロモラーパッドの1/2の位置と頬側，舌側のガイドラインをつなぐようにする

Evidence of Denture Work

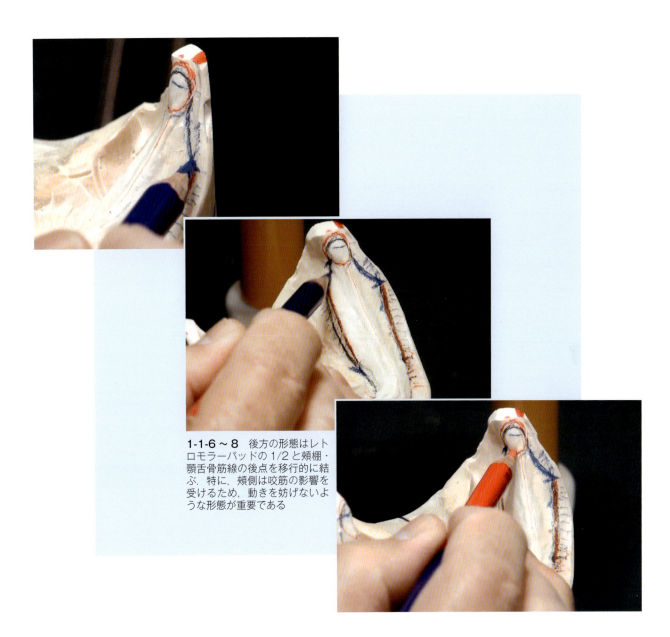

1-1-6～8 後方の形態はレトロモラーパッドの1/2と頬棚・顎舌骨筋線の後点を移行的に結ぶ．特に，頬側は咬筋の影響を受けるため，動きを妨げないような形態が重要である

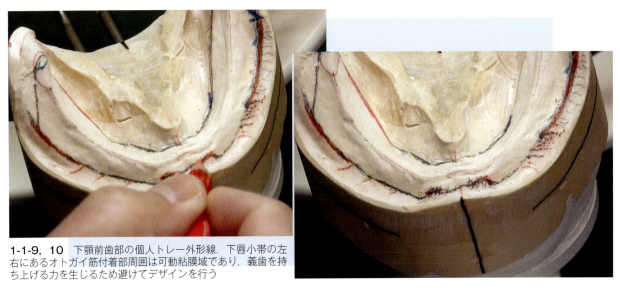

1-1-9, 10 下顎前歯部の個人トレー外形線．下唇小帯の左右にあるオトガイ筋付着部周囲は可動粘膜域であり，義歯を持ち上げる力を生じるため避けてデザインを行う

Part 1：動画で学ぶ臨床ステップ

02 デンチャースペースコアの製作

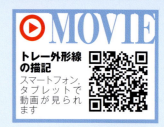

MOVIE
トレー外形線の描記
スマートフォン，タブレットで動画が見られます

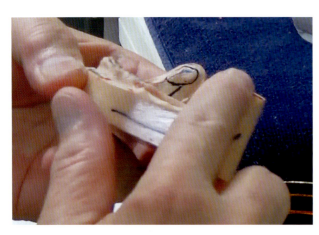

1-2-1 デンチャースペースコアの製作にあたって，模型にワセリンを一層塗布しておく

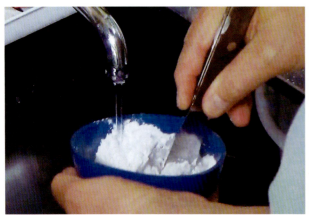
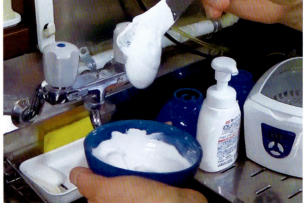

1-2-2，3 普通石膏を硬めの混水比で手練りする．緩すぎると，側面に塗ったものが流れてしまう

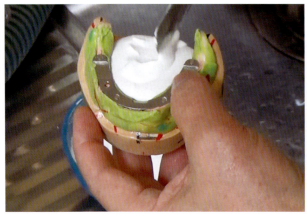
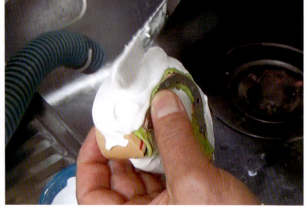

1-2-4，5 機能印象体を模型に戻した後，舌側，頬側の順に石膏を盛る．トリミングすることを考慮して頬側は厚めに盛っておく

Evidence of Denture Work

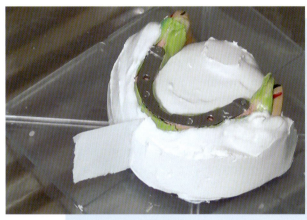
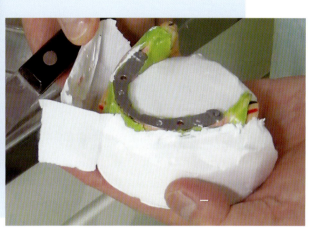

1-2-6, 7 頬側は一塊にするとアンダーカットにより取り外せなくなるので，前方部に薄い紙などを挟んでセパレートできるようにしておく

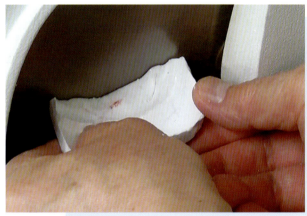
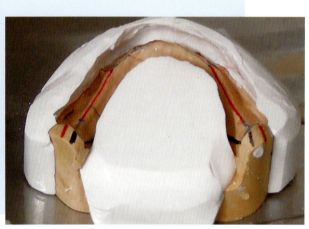

1-2-8, 9 硬化を待って取り外し，軽くトリミングを掛ける．トリミング時は，頬筋中央繊維等の咬合平面の基準を意識する

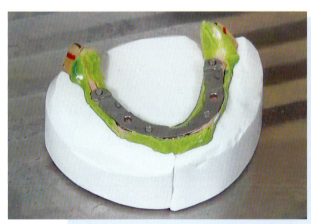
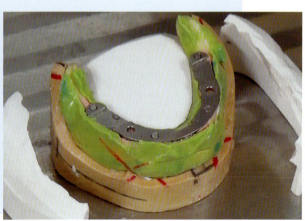

1-2-10, 11 完成したデンチャースペースコア

03 印象体・デンチャースペースコアから見る周囲組織

Part 1：動画で学ぶ臨床ステップ

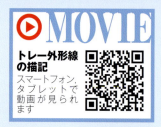

▶MOVIE
トレー外形線の描記

スマートフォン，タブレットで動画が見られます

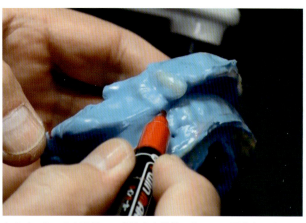
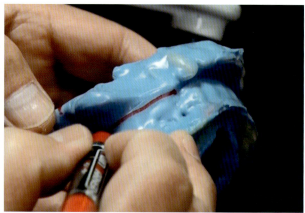

1-3-1，2　咬合記録への頬筋中央繊維の印記．下顎犬歯の尖頭とレトロモラーパッドの上縁を結ぶくぼみは，頬筋の中央繊維と推定される．ここが解剖学的に見た時の患者固有の仮想咬合平面となる

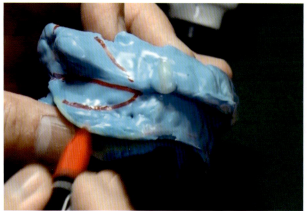
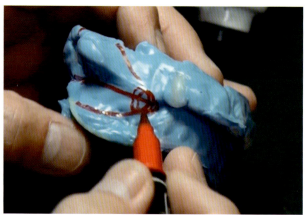

1-3-3　同．頬筋の上方・下方線維の印記

1-3-4　同．モダイオラス部の印記

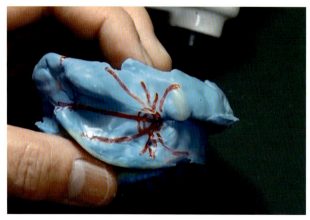

1-3-5　同．モダイオラスに起始する口輪筋

Evidence of Denture Work

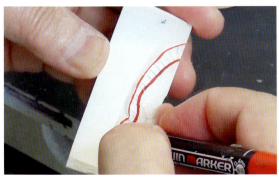
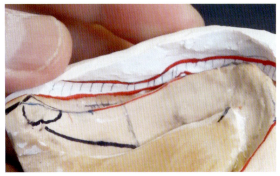

1-3-6, 7　頬側のデンチャースペースコア基底部（歯肉頬移行部）とその上を走る凹部の間は，義歯をグリップ（維持）する領域であり，生理的安定のために重要である．上のラインは頬粘膜が義歯を押している部分と，圧迫がなく印象材がフリーとなっている部分の境界である

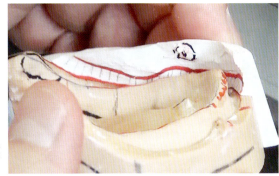

1-3-8　前歯部では，下顎切歯の唇舌的傾きがデンチャースペースに収まっているかを確認することができ，排列の際の参考情報となる

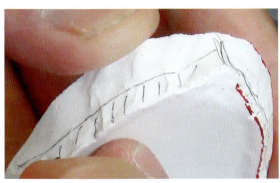
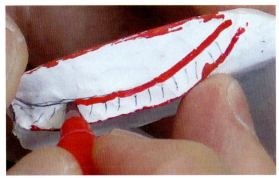

1-3-9, 10　舌側のデンチャースペースコアも同様に，基底部（口腔底）とその上を走る凹状線にラインを入れる．ここから舌の収まる位置を推定できる

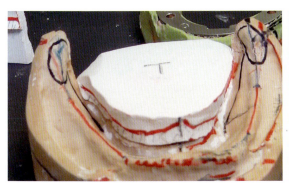
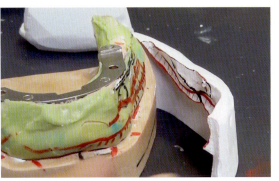

1-3-11, 12　各種基準を記入後の頬舌側のデンチャースペースコア

印象体・デンチャースペースコアから見る周囲組織 | 15

Part 1：動画で学ぶ臨床ステップ

04 上顎人工歯の排列基準

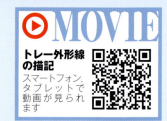

MOVIE
トレー外形線の描記
スマートフォン，タブレットで動画が見られます

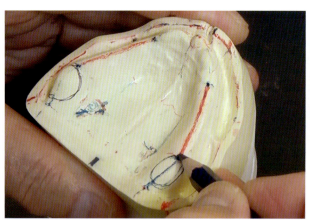
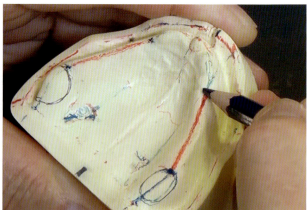

1-4-1，2　上顎臼歯排列位置のガイドライン（赤線）．後方基準点は上顎結節と歯槽頂線の接点，前方基準点は歯槽頂線の角度が切り替わる部位である

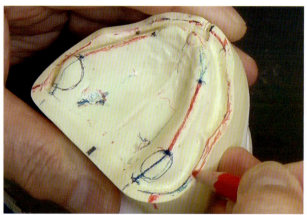
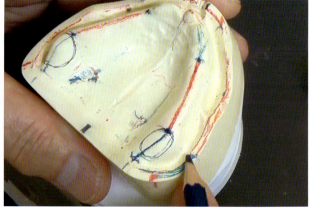

1-4-3，4　模型の側壁は歯槽頂線（上顎結節と翼突下顎縫線を結ぶ線も含む）と平行にトリミングしておくと，頰側の筋（咬筋等）との関係を見やすい．赤いラインの位置では筋が歯列（歯槽頂線）とほぼ平行に走行するため義歯床のグリップが期待できるが，後方の青いラインはカーブしており，筋による影響を受けやすいと考えられるため人工歯の排列は避ける

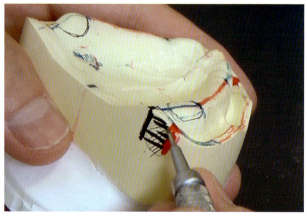

1-4-5　歯槽頂の延長線（赤）と上顎結節の延長線（黒）の幅が広いほど，義歯のグリップ効果は強く期待できる

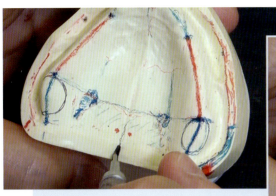
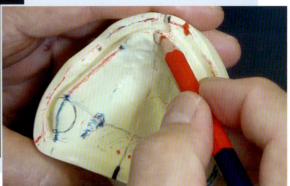

1-4-6, 7　上顎の正中線は, 口蓋小窩の中点と切歯乳頭頂を結んだラインがガイドラインとなる

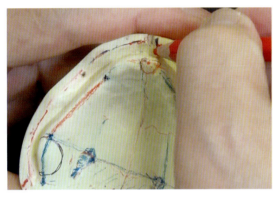

1-4-8　症例によっては切歯乳頭が顎堤の吸収に伴って左右に移動している症例もあるので, 上唇小帯も基準として取り入れると精度が増す

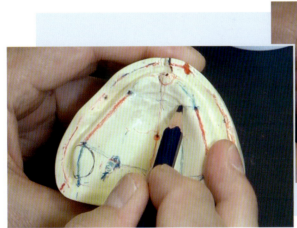
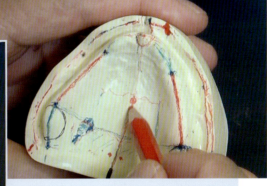

1-4-9, 10　正中口蓋縫線と口蓋皺襞最後端の交点は正中線からのずれが少ないため, 正中が疑わしい場合は基準に用いると良い

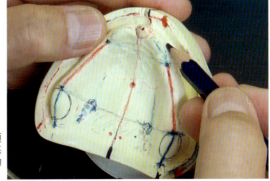

1-4-11　前歯の排列位置は, 中切歯の基底結節と切歯乳頭頂が一致する位置, 犬歯は臼歯排列基準線（赤線）の前端が基準となる. 側切歯は顎堤の形態に合わせて排列すると機能的に調和する

Part 1：動画で学ぶ臨床ステップ

05 下顎人工歯の排列基準

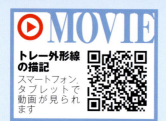
▶MOVIE
トレー外形線の描記
スマートフォン，タブレットで動画が見られます

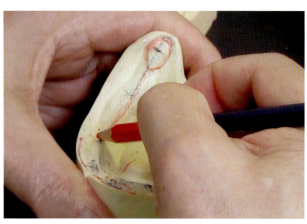
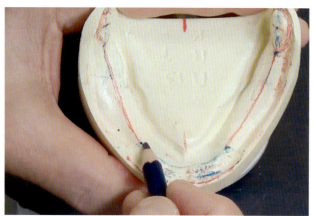

1-5-1，2 下顎臼歯排列位置のガイドライン（赤線）．上顎と同様に，前方基準点は歯槽頂線の角度が切り替わる部位，後方基準点はレトロモラーパッドと歯槽頂線の接点である．これより前方部が，前歯部の排列位置の目安となる

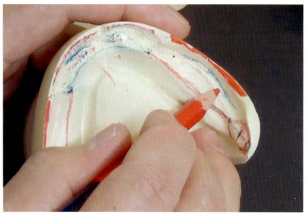
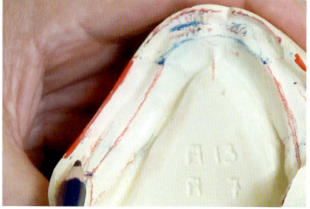

1-5-3，4 下顎においては歯槽頂ではなく，頰棚の辺縁が頰側の筋の走行と平行となる．このケースでは，左右でその形態が異なっていることが確認できる．下顎は上顎と比較して歯槽骨吸収による頰舌的な顎堤の変化が大きいため，咬筋と連動する頰棚の形態は人工歯排列における重要な指標となる

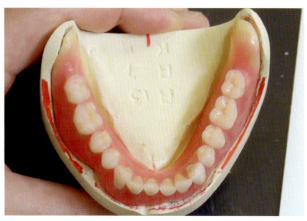

1-5-5 排列後の状態．床縁の形態や，人工歯の頰舌的な位置，歯軸に左右差が見られる．頰側のスペースが少ない左側では，床が立ち上がる部分での頰側筋群との干渉を避けるために，歯軸をやや舌側に向けて排列している

Evidence of Denture Work

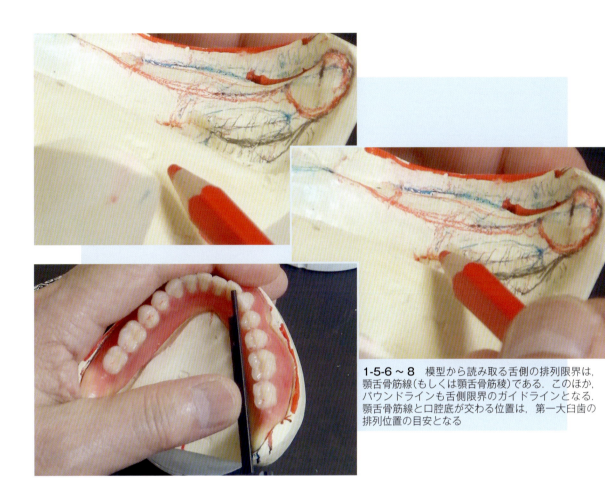

1-5-6～8 模型から読み取る舌側の排列限界は，顎舌骨筋線（もしくは顎舌骨筋稜）である．このほか，バウンドラインも舌側限界のガイドラインとなる．顎舌骨筋線と口腔底が交わる位置は，第一大臼歯の排列位置の目安となる

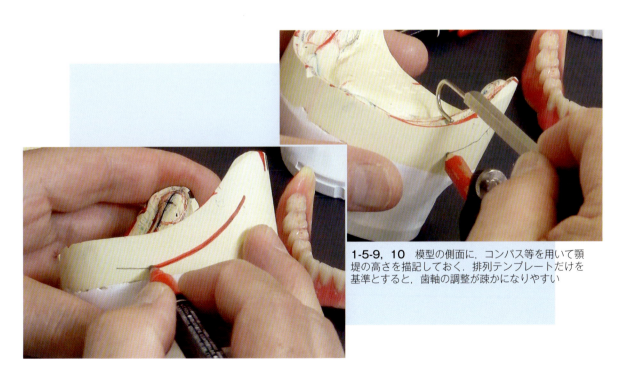

1-5-9，10 模型の側面に，コンパス等を用いて顎堤の高さを描記しておく．排列テンプレートだけを基準とすると，歯軸の調整が疎かになりやすい

下顎人工歯の排列基準

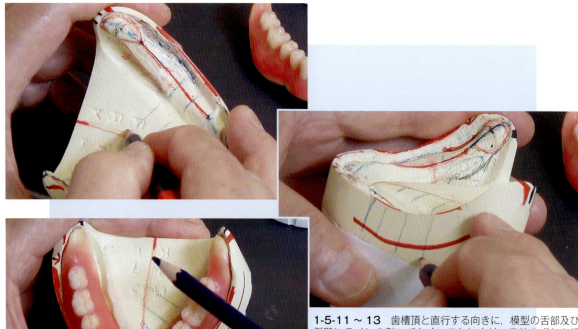

1-5-11～13　歯槽頂と直行する向きに，模型の舌部及び側壁にラインを引いておく．これにより，歯軸のずれを頬舌的・近遠心的に確認できる

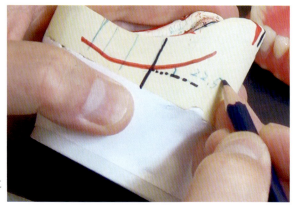

1-5-14　後方部の顎堤傾斜が急な部分（22.5°以上が目安）には，人工歯を排列しないか咬合接触を避ける

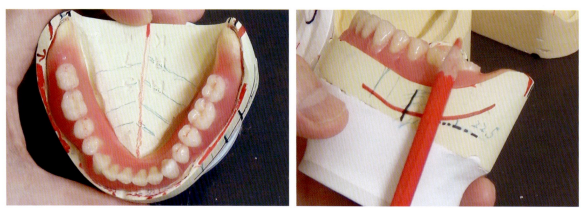

1-5-15, 16　排列後は，記入した基準線を元に頬舌的，近遠心的な歯軸が力学的に調和しうるかを確認する

Part 1：動画で学ぶ臨床ステップ

06 排列テンプレートの設定

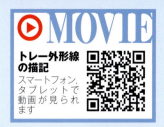
MOVIE
トレー外形線の描記
スマートフォン，タブレットで動画が見られます

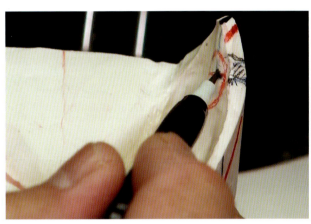
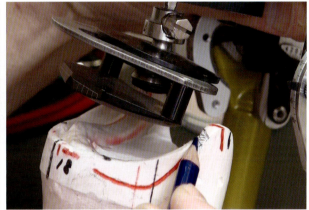

1-6-1，2　排列テンプレートの後方設定基準は，レトロモラーパッドの1/2〜上縁を目安とする（黒斜線のエリア）

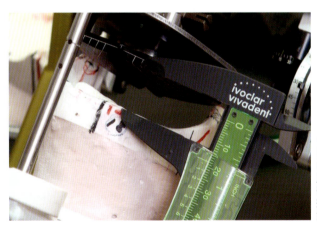

1-6-3　同じく前方の設定基準は，咬合高径の1/2（犬歯尖頭の位置）である．本模型では顎間距離が36mmであったため，下顎前歯部の切縁位置を唇側歯肉頬移行部から18mmを目安に計測・設定した

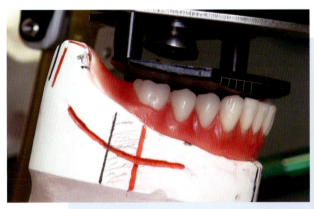
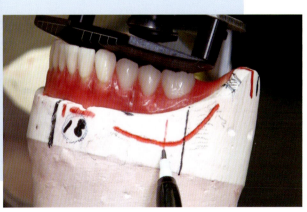

1-6-4，5　排列後の状態．テンプレートに沿って排列することで，スピーの彎曲とウィルソンの彎曲が再現される．また，顎堤の最深部付近に第一大臼歯を排列し，後方の顎堤傾斜が大きい部分（黒線より後方）には人工歯を排列しないか，義歯床の安定を考慮して咬合接触を避けることが望ましい

Part 1：動画で学ぶ臨床ステップ

07 前歯部人工歯の排列基準

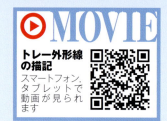
MOVIE
トレー外形線の描記
スマートフォン、タブレットで動画が見られます

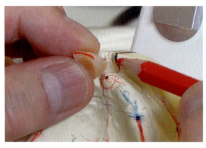

1-7-1　上顎中切歯は，切歯乳頭頂と人工歯基底結節を一致させる．こうすると唇側の筋群との調和が得られる

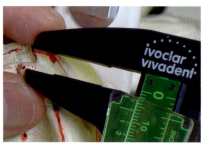
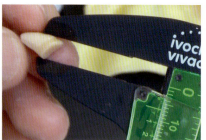

1-7-2，3　より根拠を求めるのであれば，切歯乳頭頂〜歯肉唇移行部までの距離を計測し，それに一致するサイズの人工歯を選択すると良い

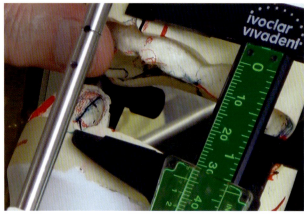
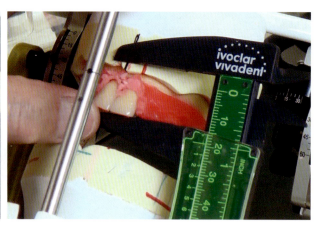

1-7-4，5　インサイザルエッジポジションは，計測した咬合高径の 1/2 ＋ α を目安とする．今回のモデルはⅢ級傾向であったため，被蓋量を少なくするために＋1mm程度とした．後述の通り下顎のインサイザルエッジポジションは咬合高径の 1/2 と一致させるため，上顎でオーバーバイトの調整を行う必要がある

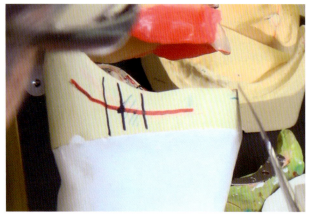
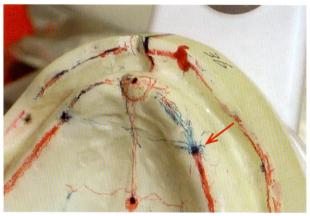

1-7-6　唇舌的な傾きは，対向する歯肉唇移行部に切縁を向けることを意識して調整する

1-7-7　犬歯の排列位置は，歯槽頂の向きが切り替わる位置（赤線と青線の境界）である．側切歯はその犬歯位置と中切歯の間に排列することになるが，歯槽頂線の左右差を考慮する．生理的に考えても，必ずしも左右対称が良いとは限らない

Evidence of Denture Work

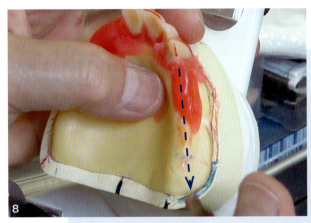

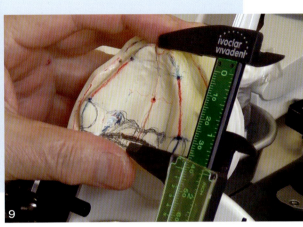

1-7-8 犬歯の歯軸は，遠心隆線が臼歯部の歯槽頂線（模型後壁に記入した赤線の延長線）に向かうように調整すると良い

1-7-9 歯冠長をどの程度とするかの基準は，切歯乳頭〜口蓋小窩までの距離がガイドラインとなる．解剖学的には，この距離の1/4が歯冠長と一致する

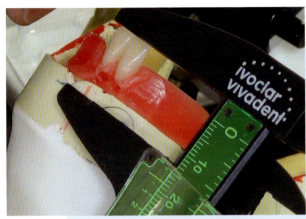

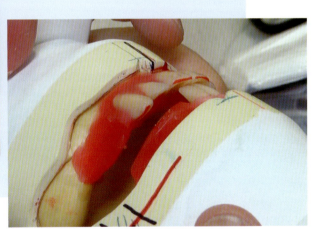

1-7-10, 11 下顎のインサイザルエッジポジションは，咬合高径の1/2と一致させる．その後，上顎とのオーバージェット量を調整する

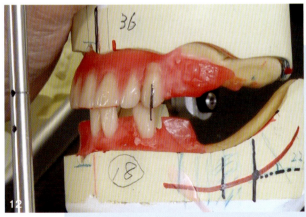

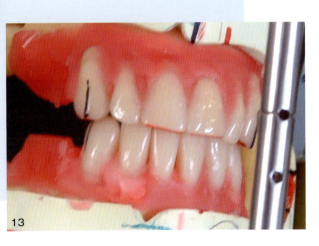

1-7-12 犬歯の前後的位置は，上顎犬歯の遠心発育葉と下顎の尖頭が一致する場所を目安とする

1-7-13 下顎側切歯は中切歯，犬歯の間で機能的・審美的に調和させる．唇側の筋との関係は，デンチャースペースコアが参考となる

Part 1：動画で学ぶ臨床ステップ

08 臼歯部人工歯の排列基準

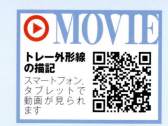
MOVIE
トレー外形線の描記
スマートフォン，タブレットで動画が見られます

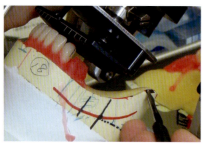
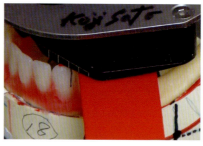
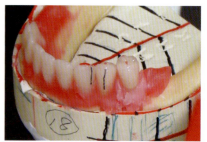

1-8-1 排列テンプレートの設定基準は，前方が犬歯の尖頭，後方がレトロモラーパッドの1/2である．確認できたら，切歯指導釘をしっかりと落としたうえでネジ締めする

1-8-2，3 下顎の第一小臼歯から順に排列していく．排列テンプレートとの接触を咬合紙で確認しながら進める

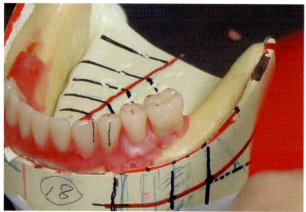
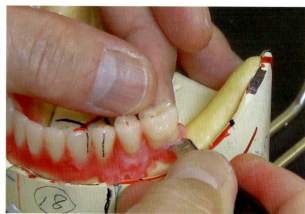
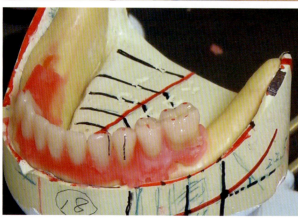
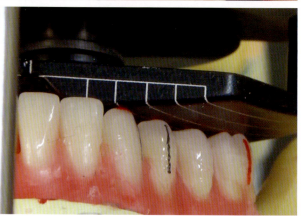

1-8-4～6 接触が甘い場合は，歯軸を調整して対応する．排列の段階では，削合による咬合面の調整は原則行わない
1-8-7 排列後の接触状態

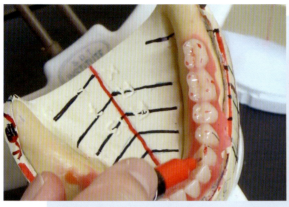
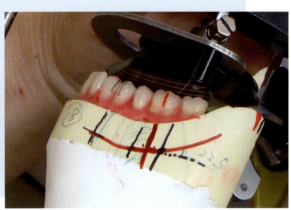

1-8-8 咬合面から排列を確認する場合は，① 中心窩が歯槽頂線上にあるか，② 水平面での捻転具合がおかしくないか（歯槽頂線と直交する向きに並んでいるか）を確認する

1-8-9 矢状面では近遠心的（前後的）な歯軸が顎堤と垂直になっているかを見る．いわゆる，Gerberのレデュースドオクルージョンの考え方を取り入れている

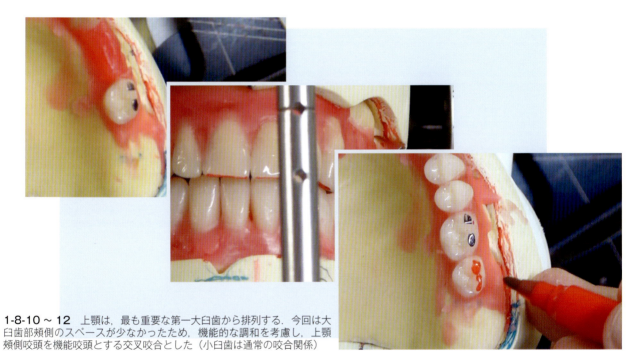

1-8-10～12 上顎は，最も重要な第一大臼歯から排列する．今回は大臼歯部頬側のスペースが少なかったため，機能的な調和を考慮し，上顎頬側咬頭を機能咬頭とする交叉咬合とした（小臼歯は通常の咬合関係）

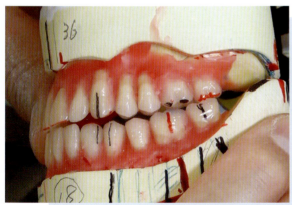
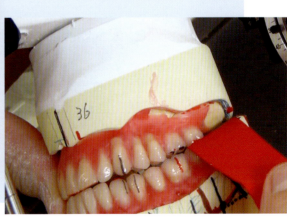

1-8-13，14 排列後のバランシングガイドの確認

MEMO

Part 2
総義歯製作のエビデンス

- **01** 印象採得，咬合採得の重要性 …………………………… **28**
  - **Supplement ①** 個人トレーの辺縁がずれていると……？ **36**
- **02** 義歯の安定を力学的要素から考察する ………………… **38**
- **03** 発音・運動機能といった生理学的安定に関わる要件 …… **42**
- **04** 顔貌と対向関係に基づく人工歯選択の基準 …………… **46**
- **05** 前歯部人工歯の排列基準 ………………………………… **52**
- **06** 臼歯部人工歯の排列基準 ………………………………… **58**
  - **Supplement ②** デンチャースペースの採得法と観察 …… **64**
- **07** 理想的な床縁形態（歯肉形成）………………………… **66**
- **08** 咬合の付与と調整の基準 ………………………………… **72**

Part 2：総義歯製作のエビデンス

01 印象採得，咬合採得の重要性

- 概形印象採得（既製トレー）・機能印象採得（個人トレー）の概要
- 患者固有のゴシックアーチ描記と咬合高径の概要
- 客観的な咬合器装着法の概要

正確な人工歯排列のスタートは印象・咬合採得と咬合器装着

　総義歯治療では既に失われた歯の上下顎的な位置関係を再現することが求められる．それらは患者の骨格や筋に由来して，個々に異なる様態を示す．そのため，顎関節と下顎頭の関係（いわゆる下顎位），筋肉及び粘膜組織の機能，表情筋や顔貌の形態といった客観的な（口腔内外の）指標を基に，再現する歯の位置と植立方向を考察し，適切な咬頭嵌合位を構築するよう配慮しなければならない．

　また，口腔内において形態と機能は密接不離の関係であり，これらを両立させることが補綴治療においては不可欠となる．その考察をラボサイドで行うための基準が，印象体から起こした石膏模型と咬合採得により得られた咬合記録（バイト）となる．これらの正確性は義歯の完成度に直結し，総義歯症例の失敗の多くは，このいずれかの不備に由来していると筆者は考えている．

ラボワークの精度を左右する印象精度

　「有床義歯治療を成功に導く鍵は，正しい印象採得にある」と筆者は常々考えている．「印象（印象体）」の採得は我々歯科技工士が直接に担う部分ではないが，より的確な治療を行うために，あるいは歯科医師に提案するために，しっかりとした認識を持つことが重要である．

　印象採得により得られる印象体を大別すると，概形印象体と機能印象体に分類される．既製のトレーによって得られる概形印象体の主な目的は，適切な外形線を備えた個人トレー製作を行うことである（2-1-1, 2）．これにより患者固有の組織（顎堤粘膜等）の情報を十分に含んだ機能印象（最終印象）を得ることができる．

　機能印象には「開口位」で採得するものと「閉口位」で採得するものがある．

　「開口位機能印象」は咬合位が決定されていない状態で，個人トレーを用いた術者（担当歯科医師）のハンドリングテクニックによって，上下顎の印象を別々に印象採得する術式である．仮想咬合位が決定されていないため，術者の印象術式により辺縁形態に差異が生じる場合があると考えられる．

　「閉口位機能印象」は，あらかじめ仮想咬合位を決定したうえで，上下顎の機能印象を同時に印象採得する術式である（2-1-3〜7）．術者（担当歯科医師）によりあらかじめ仮想咬合位が決定されているため，比較的機能時の辺縁形成が得られやすいと思われるが，下顎位の決定が得られていない状態では辺縁形成及び粘膜被圧に差異を生じる場合がある．

　いずれの術式でも，患者固有の口腔粘膜・口腔周囲筋を考慮した個人トレー製作と調整を行い，術者が適切な機能印象を得やすい状況を作ることが重要と考える．

Evidence of Denture Work

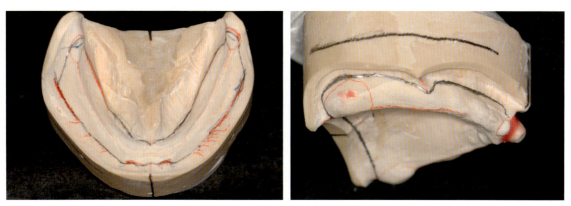

2-1-1, 2 概形印象から製作した模型. 概形印象の目的は, 個人トレー製作を行うことであり, そのためには必要な情報が具備されている必要がある. 赤線は筆者が記入したトレー辺縁形態に関わる周囲粘膜, 黒線は個人トレーの外形線である

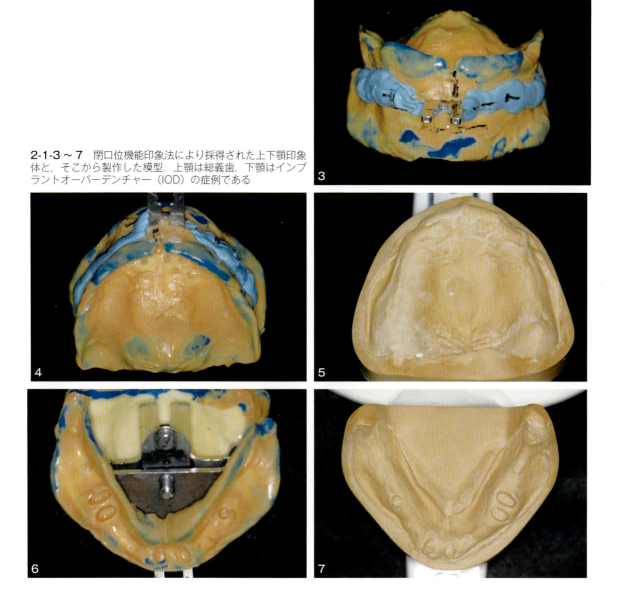

2-1-3〜7 閉口位機能印象法により採得された上下顎印象体と, そこから製作した模型. 上顎は総義歯, 下顎はインプラントオーバーデンチャー (IOD) の症例である

印象採得, 咬合採得の重要性 | 29

個人トレーの外形線

　個人トレーの外形線は，義歯床の辺縁封鎖及び安定と吸着を得る目的から，基本的に可動粘膜と不動粘膜の境界部に設定される．そのため，まずは可動粘膜である筋肉の付着部（起始部）を見極める．

　下顎においては，頰側は「外斜線（頰棚・頰筋起始部）」，舌側は「顎舌骨筋線（顎舌骨筋付着部）」がそれぞれ最大豊隆部となるため，これらに沿って外形を作る（2-1-8，9）．舌側の顎舌骨筋線においては，この下に顎舌骨筋があるので，グリップ（維持）を求めたい場合は約2mm伸ばすこともできる．

　後方の設定基準は「レトロモラーパッド」である．翼突下顎ヒダの流れが明確であれば後方部を含めても良いが，レトロモラーパッドの後方部は安定していないことが多いので，安定している前方の1/2の位置に設定することが多い．

　上顎においては，特に「上顎結節（筋付着部）」「口蓋小窩（義歯正中，後縁決定の指標）」「アーライン（軟硬口蓋の境界部．振動線）」等が後縁の決定指標となる．可動粘膜部に位置する各小帯，翼突下顎縫線，翼突上顎切痕部（ハミュラーノッチ）は，運動量によってその大きさが異なることにも注意し，そこを避けるように辺縁を設定する（2-1-10～15）．

　なお，経験の浅い臨床家は混同しがちであるが，個人トレーは維持・支持を担う義歯床とは製作目的が異なる．そのため，個人トレーの外形線と最終義歯の辺縁形態は必ずしも一致しないことは知っておきたい．最終的な義歯床の辺縁形態は，適切な咬合位によって導かれることも理解しておきたいポイントである．

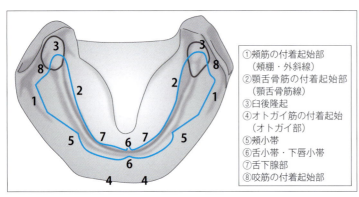

2-1-8　アキュデント・インプレッション・システムによる下顎個人トレー製作の客観的指標（The Myostatic Outline 資料より引用・改変）

①頰筋の付着起始部（頰棚・外斜線）
②顎舌骨筋の付着起始部（顎舌骨筋線）
③臼後隆起
④オトガイ筋の付着起始（オトガイ部）
⑤頰小帯
⑥舌小帯・下唇小帯
⑦舌下腺部
⑧咬筋の付着起始部

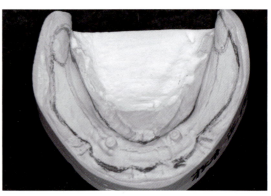

2-1-9　臨床模型に印記された下顎トレーのガイドライン．インプラントオーバーデンチャーの症例ではあるが，トレー設計の基準は総義歯と変わらない．筋の付着部位を避けることと，仮想咬合平面の基準となるレトロモラーパッドを確実に覆うことが重要である

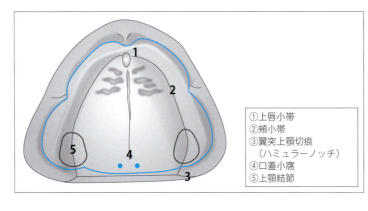

①上唇小帯
②頰小帯
③翼突上顎切痕（ハミュラーノッチ）
④口蓋小窩
⑤上顎結節

2-1-10　上顎個人トレー製作の客観的指標と外形線のガイドライン．上下顎共に可動粘膜の起始部を個人トレーの外形線とする

咬合採得——チェアサイドで行われる咬合高径の決定法

　臨床の排列実践においてまず直面する問題は，適切な垂直的下顎位（咬合高径）と水平的下顎位を決定することである．不適切な咬合高径が，不適切な義歯となる要因であることは多い．

　例えば，顔貌の審美性を改善するために通常より咬合高径を高く設定した場合，咬合等の機能的な問題が生じることが多い．また，顎堤が吸収した高齢患者や女性の患者は，やや低めの咬合高径で義歯製作を行ったほうが，より安定した吸着が得られやすいこともある．そのため，年齢に応じた適切な安静空隙を与えることが重要であると筆者は考える．

　咬合高径の決定法は，担当歯科医師により異なっているのが現状のように思うが，垂直方向，水平方向の両方の顎位情報を含む正確な咬合高径が採得されなければ，歯科技工士は客観的な指標に基づく人工歯排列を行うことはできない．担当する歯科技工士も咬合採得の術式を熟知して，チェアサイドとのコラボレーションを行うことが成功への鍵であろう．

　以下，臨床で多く用いられている顎位の決定法について，過去の文献をもとに垂直方向，水平方向に分けて簡単に解説する（表2-1）．なお，多くは他法との併用を推奨していることはあらかじめ述べておく．

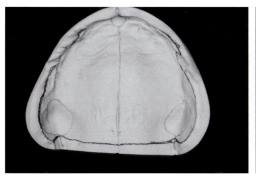 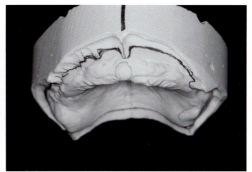

2-1-11，12　同，上顎トレーのガイドライン．上顎結節や可動粘膜と不動粘膜の境界となる口蓋小窩を確実に覆うように後縁を決定する．各小帯や筋の付着部は避けるようにする

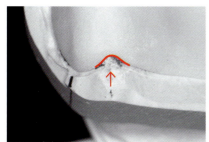 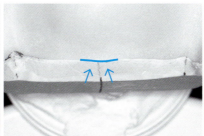 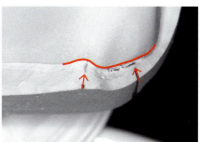

2-1-13～15　上顎個人トレー後方部の設定．可動粘膜である翼突下顎ヒダを避け（赤），口蓋小窩を含むように（青）形態を設定する

表2-1　昨今の臨床における代表的な顎位の決定法

名称	発表者	発表年度	顎位の垂直・水平
1）顔面計測法	McGee	1947年[1]	垂直
2）生理的下顎安静位法	Thompson & Brodie	1942年[2]	垂直
3）嚥下運動法	Shanahan	1956年[3]	垂直
4）発音法	Meyer	1955年	垂直
	Silverman	1962年[4]	
5）ゴシックアーチ描記法	Gysi	1901年	水平

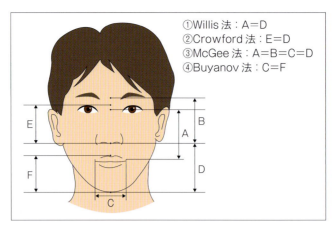

2-1-16 顔面計測法の例．比較的計測が簡便な Willis 法をはじめとして，現在の臨床に頻用されている

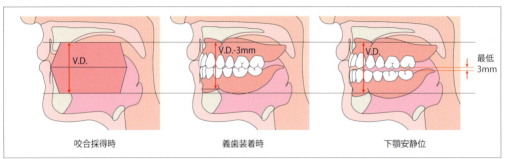

2-1-17 生理的下顎安静位法による咬合採得

垂直的顎位の計測法

1. 顔面計測法

無歯顎症例の咬合高径の決定にあたり，McGee[1]（1947年）は顔貌の状態を計測することで適切な高径を求める手法を提案した．ただし，McGee法をはじめとする顔面計測法は顔面という軟組織を計測することになるため，不安定だという問題もある．絶対的基準と捉えるのではなく，他の計測方法と併用することが望ましい（**2-1-16**）．

2. 生理的下顎安静位法

ThompsonとBrodie[2]（1942年）が報告した生理的な下顎安静位から咬合高径を決定する手法は，現在でも多くの術者が利用している．これは，安静位における咬合堤の高さを計測し，そこから3.0〜3.5mmほど引いた値を咬合高径とするものである．この値は天然歯列における安静空隙量の平均値が2.5〜3.0mmであることに由来しているが，実際は筋の緊張度合に影響されるため，信頼性にはやや疑問が残る．この手法も他の方法との併用が望ましいと言える（**2-1-17**）．

3. 嚥下運動法

Shanahan[3]（1956年）が提唱した咬合高径の決定に生理的な運動である嚥下を利用する方法は，安静空隙2〜3mmを与えた咬合床で嚥下できる位置を，調整を施しながら確認することで生理学的な高径を確立する方法である．本法は「生理的に最も後退した下顎位で咬合採得が得られやすい」という点がポイントである．

4. 発音法

Meyer（1955年）とSilverman[4]（1962年）は，発音時に上下の咬合堤が接触する場合は咬合高径が高いと診断して，近接発音間隙（より自然な発音が得られる1.0〜1.5mmの間隔）が得られるまで咬合堤を低くし，適切な咬合高径を採得する方法として発音法を発表した．

安静空隙とは異なり，発音動作によって間隙を測る動的な計測法であるため，咬合高径を決定する補助的な手法として，最終確認に利用される．

Evidence of Denture Work

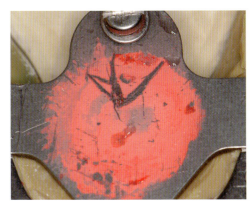

2-1-18 ゴシックアーチの描記においては，水平的顎位の採得のほか，患者が抱える顎運動の問題点を写し出すこともできる．本図ではプログレッシブサイドシフトが表れている

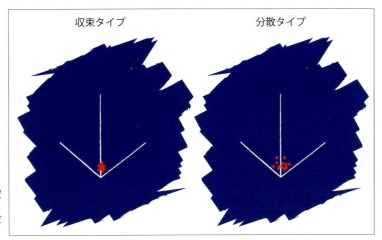

2-1-19 タッピング法では，接触点が1点に収束するタイプと分散するタイプが観察される．これらは咬合面形態（咬合接触点）をどのように設定するかの基準となる

水平的顎位の計測法

1. ゴシックアーチ描記法

垂直的下顎位（咬合高径）の決定後に，水平的下顎位（水平面内運動の中心点）を求めるために用いられる．上顎に対する3次元的な下顎運動を記録し，歯科医師の診断によってチェックバイトを採得する（2-1-18）．

2. ワルクホッフ口蓋球法

無歯顎における水平的な下顎位記録方法の一つで，患者自身の筋作用を利用し，咬合意識を持たせずに下顎を後退位に誘導する．ただし，この方法は術者が下顎位を確認できない欠点がある．

3. タッピング法

タッピング法は古くから無歯顎症例の顎間関係記録に用いられている．上下顎咬合床の調整後，何度か繰り返し咬合させることで，下顎が定まった位置で閉口するようになる．この軌跡が，ほぼ1点に集束するタイプ（point centric）と分散するタイプ（wide centric）があり（2-1-19），点接触か面接触かという咬合面形態の参考となる．近年，この方法を併用したゴシックアーチ描記法の臨床意義が盛んに唱えられている．

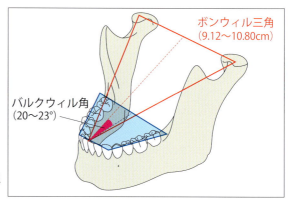

2-1-20 ボンウィル三角および咬合平面をなすバルクウィル角．各患者がもつこれらの情報を，いかに咬合器上に再現するかが重要となる

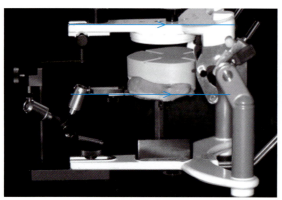

2-1-21 フェイスボウトランスファーによる咬合器装着．得られるボンウィル三角の大きさは患者固有のものであるため，最も生体情報を再現できると考えられる

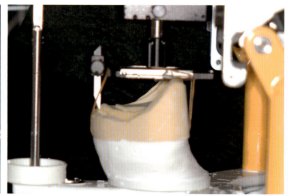

2-1-22 ホリゾンタルガイドを使用した咬合器装着．下顎切歯の位置を解剖学的平均値を目安に定めて，より生体に近い状態を再現する

ラボサイドでのマウント法

　義歯の「咬合」を考察する際，多くは歯冠形態や咬合様式のみの言及にとどまっている．しかし，実際に機能するのが口腔内であることを考えると，「生体情報を正しく咬合器に反映し，いかに咬合器＝生体の状態下で咬合を付与するか」が本来重要であることは，論を俟たないだろう．

　世にある咬合器は原理も調整可能範囲も多種多様であり，それらの選択は術者に委ねられる．口腔内で装着する補綴装置を製作するためには，患者個々の顎運動を再現できる咬合器を選択する必要があるが，その一基準となるのが，顎運動に関与する「ボンウィル三角」と「バルクウィル角」の再現である（2-1-20）．

　ボンウィル三角は両側下顎頭と下顎中切歯の近心切縁隅角間を結ぶ三角形で，ほとんどの人は一辺の長さが9.12～10.80cmの正三角形になると言われている．バルクウィル角はボンウィル三角と咬合平面のなす角を指し，日本人では20～23°が多いとされる．ボンウィル三角により定められる下顎頭-切歯間の距離は，側方運動をはじめとした顎運動の大きさに影響するため，模型の咬合器装着を行う場合に最も留意すべき点の一つである．

　ボンウィル三角を反映させる咬合器装着の手法としては，①フェイスボウトランスファーによる方法（上顎から装着），②ホリゾンタルガイドを基準とする方法（下顎から装着），③正確なカンペル平面で採得された咬合床を装着する方法（上顎から装着）があるが，いずれの術式でも患者情報をより正確に反映させた咬合器装着を行うよう留意する（2-1-21，22）．

MEMO

Supplement ①
個人トレーの辺縁がずれていると……？

　本欄にて示すのは，義歯不適合を訴えた症例を元にした概形印象の重要性である．我々歯科技工士がいかに模型上で精密に辺縁設定，個人トレー製作を行ったとしても，元の概形印象採得が不適切であれば精密な印象採得は難しくなる．「模型上ではなく生体での適合を求めることの必要性」を我々歯科技工士は再認識すると共に，歯科医師側にもその重要性を訴えていく必要があろう．

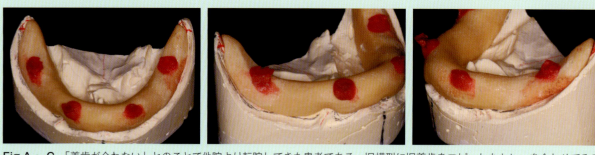

Fig.A～C　「義歯が合わない」とのことで他院より転院してきた患者である．旧模型に旧義歯をコピーしたトレーを合わせてみるとおかしなところはないように思うが……

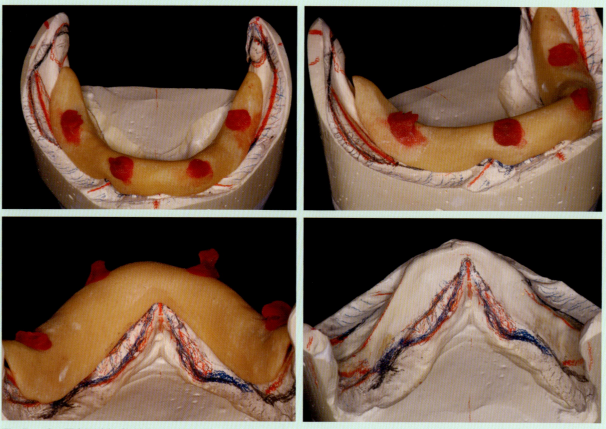

Fig.D～G　再度取引先（転院先）の歯科医院に概形印象を採得していただいたところ，その形態は大きく異なっていた．特に，後方部のレトロモラーパッドは全く採れておらず，舌側部の床縁形態も足りていないことがわかる．この状態で精密印象を採得しようとしても，難しいことは容易に想像できる

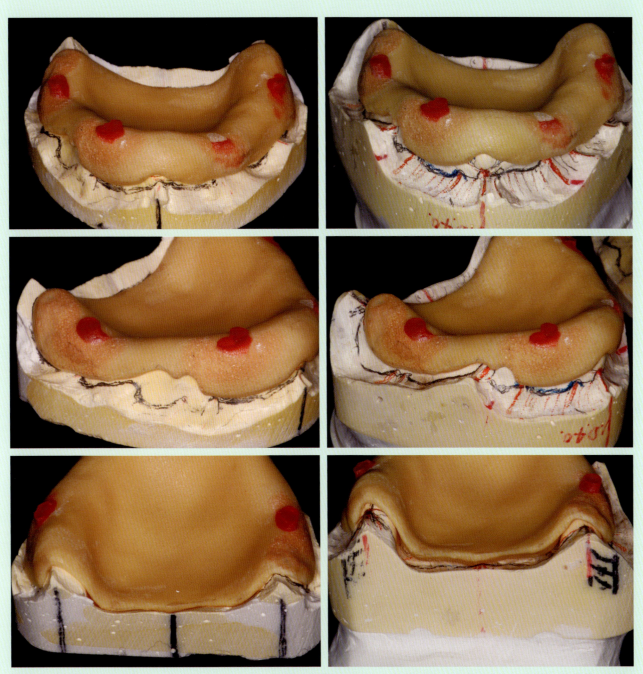

Fig.H～M 同じく上顎義歯で,不適合を訴えた患者の旧義歯の状態(各段左)と再概形印象後の模型にトレーを合わせた状態.辺縁設定は全くあっておらず,後方に至っては干渉により大きな浮き上がりが生じてしまっている

Part 2：総義歯製作のエビデンス

02 義歯の安定を力学的要素から考察する

- 症例により異なるスピーの彎曲，ウィルソンの彎曲
- モンソンの球面説と排列テンプレートの活用
- 下顎の基準：頰側はモダイオラス，舌側はパウンドライン

モンソンの球面とスピーの彎曲・ウィルソンの彎曲

力学的観点から考えると，口腔内で発生する力（咬合力）が支える組織（骨）に垂直に掛かる場合が最も生体の負担が少ない．臨床学的な咬合力は，力の大きさと方向を持つ力学的量（咬合ベクトル）として表すことができ，義歯の安定を図るためにはこの上下・左右・前後の3成分を有する咬合ベクトルを受けても安定する向きに上下顎の対向軸を設定する必要がある．

しかし，対向関係は症例により異なるために漠然とした基準では安定する咬合関係を与えることは困難である．このときの一つのガイドラインとなるのが，Monsonの提唱する球面説である．その詳細は，1920年に発表された論文[1]の中で以下のように述べられている．

①正常な頭蓋並びに顎の発育のもとでは，下顎はボンウィル三角を構成する．
②上顎骨，頰骨，側頭骨，口蓋骨などの咬合に影響を受ける骨は，咀嚼圧に十分に耐えうる構造をしている．そして，咀嚼筋の作用力はモダイオラスの中心に集中する．
③歯の咬合面は咬合力に対して直角に位置し，歯の長軸を延長すると眼窩上縁部の一点に集中する．
④アンチモンソンカーブは，歯周組織，歯槽骨，顎関節に最も好ましくない影響を与える．
⑤歯列や咬合面の状態は半径4インチの球面基準をガイドラインとする．

これをわかりやすく噛み砕けば，モンソンの球面説とは「半径約10cm（4インチ）の球（円弧）内に，スピーの彎曲とウィルソンの彎曲，両側下顎頭，下顎の切歯点（すなわちボンウィル三角）が収まる」とする理論である（2-2-1～3）．

この学説は顎運動を幾何学的にパターン化（単純化）したものであり，実験データに基づくものではなく観念的に打ち立てられた理論とされている．その後，Pankey-Mannら[2]（1960年）が発表したPMSテクニックや，HANAU咬合器のアクセサリーとして使用するブロードリック咬合平面分析板などによって理論付けが成されると，モンソンの球面説は臨床的な咬合平面決定のガイドラインとして広く応用されるようになった．

モンソンの球面説も実際の有歯顎における前方咬合や側方咬合を考えると，球面上の滑走運動だけで説明するには少し無理があり，下顎運動のガイドとしては否定されている．しかし，半径4インチの球面は形態学的には有歯顎の咬合彎曲に近似することもあって，義歯の力学的考察を行ううえでは知っておくべき理論である．

Evidence of Denture Work

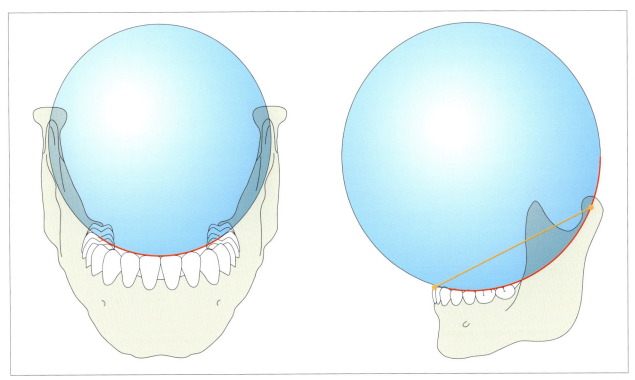

2-2-1　モンソンの球面説．スピーの彎曲とウィルソンの彎曲（赤），ボンウィル三角（オレンジ）などの重要指標が，半径4インチ（約10cm）の球に収まるとする理論である

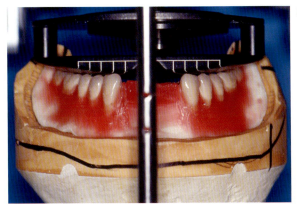

2-2-2　排列テンプレートを利用したウィルソンの彎曲の再現

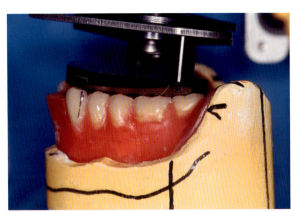

2-2-3　排列テンプレートを利用したスピーの彎曲，ウィルソン彎曲の再現

調節彎曲の必要性

　総義歯に調節彎曲を設定する理由には，クリステンセン現象（義歯の推進現象）の防止が挙げられる．クリステンセン現象には，矢状クリステンセン現象と側方クリステンセン現象がある．

　無歯顎症例に上下顎の咬合床を装着して下顎を前方に移動させると，下顎前歯部は上顎の平坦な咬合面に沿って前方に滑走するが，後方では下顎頭が関節窩前壁に沿って前下方へ移動する．そのため，上下顎咬合面の間に後方に開いた楔状の空隙が生じる．この現象を矢状クリステンセン現象と言う（2-2-4）．

　一方，側方運動時には作業側は平坦な咬合面に沿って側方に滑走するが，平衡側では下顎頭が前下内方へ移動する．その結果，上下咬合面間には平衡側に広がった楔状の空間が生じ，これを側方クリステンセン現象と呼ぶ（2-2-5）．

　総義歯の臨床症例では，クリステンセン現象を生じないように，義歯床の安定を得るために前後の調節彎曲及び側方的調節彎曲を付与することが大切である．この現象を防止するために咬合テンプレートを用いることが望ましいと思われる（2-2-6, 7）．

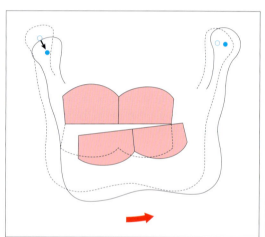
2-2-4　側方クリステンセン現象

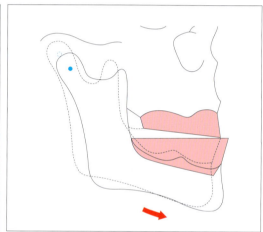
2-2-5　前方クリステンセン現象

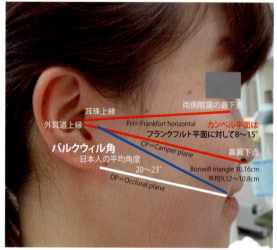
2-2-6　咬合平面とバルクウィル角の関係

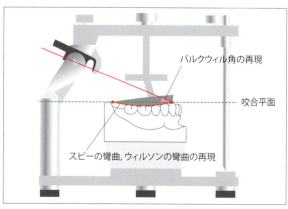
2-2-7　排列テンプレートによる調節彎曲，バルクウィル角の再現

Evidence of Denture Work

テンプレートを用いた咬合彎曲の付与方法

　このモンソンの球面を義歯に再現する方法として，排列テンプレート（咬合彎曲板）を活用して人工歯排列を行う方法がある．これは，日本人のバルクウィル角の平均値を参考にした傾きとモンソンの球面に等しい曲面を有する排列基準板であり，義歯の安定を図る臼歯部歯列を確立することができる（**2-2-8〜11**）．このときのアンテリアガイダンスは，臼歯部に合わせて調整することになる．

　Gerberのレデュースドオクルージョンなどで下顎人工歯の長軸を傾けるような場合，高径に対する客観的な基準を用いないと咬合平面が狂うという問題がある．しかし，テンプレートを使用することで高さの基準を保ったまま，クリステンセン現象の防止をはじめとした咬合の安定が得られやすくなる．

　排列テンプレートの具体的な使用法については**Part2-6**にて述べる．

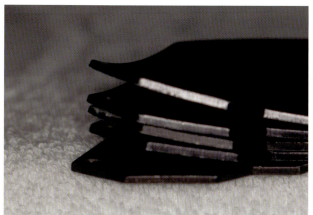 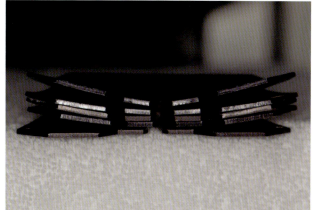

2-2-8，9 排列テンプレート（セットアップテンプレート；Amann Girrbach）．基本はモンソンの球面説に従った半径4インチ（約10cm）を基準とするものが多いが，咬合彎曲の設定基準（スピーの彎曲，ウィルソンの彎曲）は，患者によって異なるのが普通である．そのため，基準を変えたラインアップを複数用意しているメーカーもある

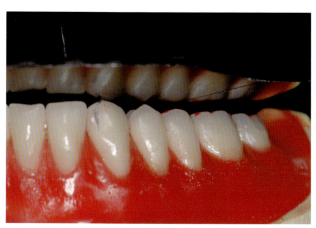 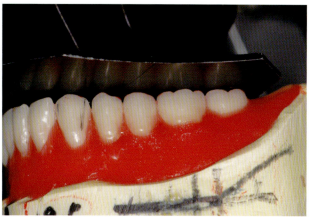

2-2-10，11 排列テンプレートにしたがって人工歯を排列した例．各咬頭頂を当てることによって，スピーの彎曲とウィルソンの彎曲を再現している．なお，これらはあくまで「基準」であり，筆者は症例の状況に応じて接触させる咬頭の位置（頬舌・近遠心）や歯軸をカスタマイズしている

Part 2：総義歯製作のエビデンス

03 発音・運動機能といった生理学的安定に関わる要件

- 筋肉及び粘膜組織に調和し安定した義歯の製作法
- 口腔周囲組織に調和した生理学的軸面形態の付与
- デンチャースペースコアの応用

生理学的安定の重要性

　良い総義歯製作のためには力学的安定と共に，咀嚼・嚥下・発音などを問題なく行うための機能性の付与も考える必要がある．その際，患者の骨格に由来する「解剖」と，口腔機能のメカニズムである「生理」を融合して考察し，適切な人工歯排列と咬合様式を付与することが肝要となる（これは力学的要件にも通ずる）．

　総義歯の大家であるBoucherは，筆頭著者を務めた書籍[1]（1970年）において「生理学的に調和した咬合様式は，顎関節と神経筋組織の調和により成立する」，すなわち既に失われた有歯顎時の咬合関係を，顎関節，筋肉神経系，関節靱帯との解剖・生理学的な関係の中で回復させることが無歯顎患者では求められると述べた．このことを踏まえると，単一の法則（咬合様式）のみで義歯の咬合に関わる問題を解決することは難しいと筆者は考えている（2-3-1, 2）．

　人工歯排列に関わる考え方の詳細はPart2-4に譲るが，本項ではその前提となる筋の動きを中心とする生理学的安定について考察する．

義歯の研磨面に関わる生理学的要素

1. デンチャースペース

　デンチャースペースとは，天然歯列の喪失により上下顎の歯槽堤間に生じる口腔内の生理的な空隙のことを指し，硬軟口蓋，歯槽堤，口腔底，舌，口唇及び頬粘膜の筋組織によって取り囲まれている（2-3-3, 4）．デンチャースペース周囲には口唇や舌，頬粘膜などの諸組織からの筋圧（力）や陰圧が加わるため，これを考慮し，排列位置や義歯床形態に反映させることで，床の安定維持に寄与することができる．

　英国の補綴家Fishが著書[2]の中でデンチャースペースの基本と原理を紹介し，義歯床をうまく利用する術式の臨床的意義を指摘したのは本書刊行時点より80年以上も過去のことだが，その重要性は現在でも変わってはいない．デンチャースペースから適切な人工歯の排列位置（排列ゾーン）や咬合様式を考察し，義歯床縁の設定及び形態を付与することが義歯床の維持安定のために重要である．このデンチャースペースと周囲にある筋組織の走行などは，デンチャースペースコアを用いることで確認できる．

2. ニュートラルゾーン

　力学的安定が得られる位置の名称として，臨床現場では「デンチャースペース」と「ニュートラルゾーン」の2つが同義語として用いられている．しかし，両者には定義上明確な差異があることはあまり知られていない．

　ニュートラルゾーンとは，「舌により外方に押される力」と「口唇や頬粘膜により内方に押される力」が

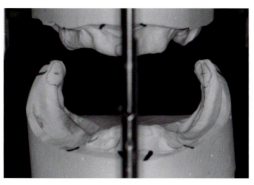
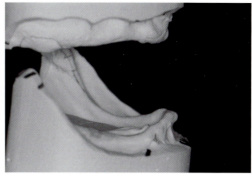

2-3-1, 2 本図の症例は歯槽吸収の程度，上下顎の対向関係，顎堤の形状・状態が両側で異なっている．このような症例は，それぞれの状態を力学的・生理学的に考察し，適切な咬合彎曲と咬合様式を付与することが大切である

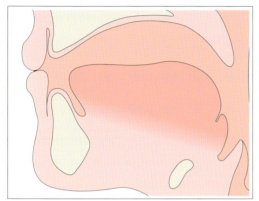
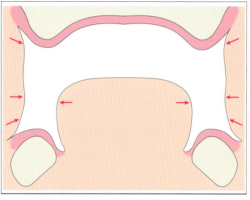

2-3-3, 4 デンチャースペース．天然歯列の喪失により上下顎の歯槽堤間に生じる口腔内の生理的な空隙のことで，硬軟口蓋，歯槽堤，口腔底，舌，口唇及び頬粘膜の筋組織によって取り囲まれている

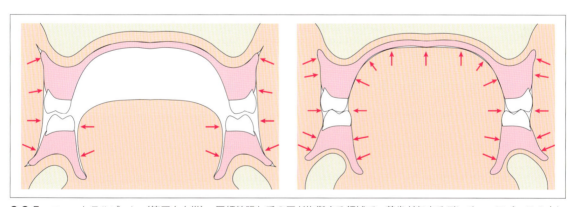

2-3-5 ニュートラルゾーン（筋圧中立帯）．唇頬粘膜と舌の圧が均衡する領域で，義歯が収まるデンチャースペースの中に含まれている．この生理的な力を考慮して人工歯の排列スペースを考察する必要がある

相殺される区域であるとされている．デンチャースペースは前述の通り上下顎の歯槽堤間に生じる生理空隙を差すが，ニュートラルゾーンはBeresi, Schiesserら[3]（1976年）により「デンチャースペース内に存在し含まれる空間である」と，歯の喪失により生じた口腔内の空隙（デンチャースペース）内にあるものと定義されている．すなわち，頬舌的に筋圧が拮抗するスペースは本来ニュートラルゾーンと呼ぶべきであり，本書内でも明確に区別する（**2-3-5**）．

この生理空隙（軸面形態）の情報となるデンチャースペースの石膏コアを用いて，筆者は人工歯排列を行っている（**2-3-6**）．歯槽粘膜と唇頬粘膜及び舌房との移行部の形態が再現しやすいので，義歯の安定と吸着に優位性が得られる．会話や嚥下などの周囲筋の収縮によって生じる筋組織の発現に対して，より安定したゾーン内に義歯床を製作することが重要である．

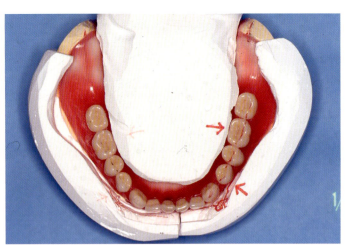
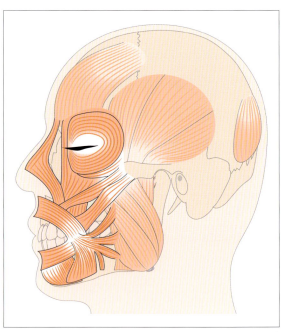

2-3-6 デンチャースペースコアを用いた人工歯排列．生理学的な周囲筋による影響の有無を確認できる（詳細はPart2-4参照）

2-3-7 モダイオラスと口角周囲筋の開・閉口筋群（文献[3]より）

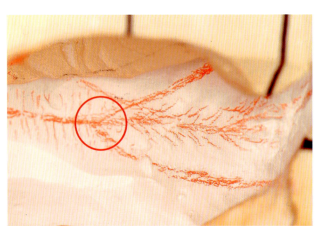
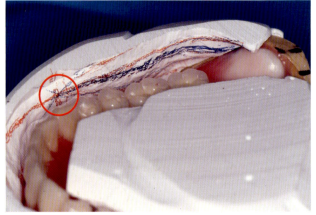

2-3-8，9 デンチャースペースコアをよく観察すると，周囲筋がどこに位置しているかが読み取れる．図中の線は頰筋をはじめとする筋の走行であり，集中している部分（丸印で囲んだ部分）がモダイオラスである

3．モダイオラス[4]

下顎義歯の安定に重要な役割を持つ部位として，小臼歯部付近がある．ここには頰筋，口輪筋，頰骨筋，口角下制筋などがX状に交差するモダイオラス（口角結節，Modiolus）があり，口唇と頰粘膜を分ける境界とされている．

機能時にはこの結節の収縮によって，口角が小臼歯部に向かって圧接されるように動く．そのため，不要な力が掛からないように下顎義歯の小臼歯部付近の頰舌的スペースが狭くなるように排列位置や床形態を調整することで，義歯床の浮き上がりを防ぐことができる．一方，頰側面から左右不均衡な圧が加わると義歯を不安定にする原因となるので，人工歯排列にはモダイオラスへの配慮が必要になる（2-3-7〜9）．モダイオラスの位置もデンチャースペースコアから読み取ることができる．

Evidence of Denture Work

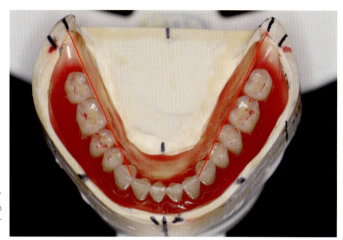

2-3-10 パウンドライン．レトロモラーパッドの内側壁と犬歯近心隅角を結んだラインであり，この線より外側（頬側寄り）の生理的ゾーンに人工歯排列されていることが確認できる

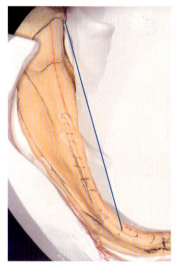
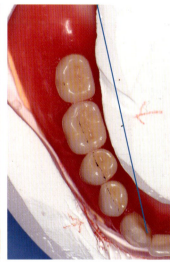

2-3-11, 12 パウンドラインと舌の影響．デンチャースペースコアを用いると，実際にどの程度舌による影響があるかが見えてくる．また，パウンドラインは2次元的な見方をしがちだが，デンチャースペースコアを用いると3次元的に把握でき，顎舌骨筋線との関係も見やすくなる

舌の運動に関わる要素

1. パウンドライン

パウンドラインは下顎人工歯排列の頬舌的ガイドラインとして用いられる．下顎犬歯近心隅角～レトロモラーパッド舌側面を結ぶ直線を指す．下顎人工歯の舌側面を，このラインよりも内側に排列しないことが舌房の確保につながる（2-3-10～12）．

上顎との咬合関係により排列位置が頬側寄りになることはあるが，逆に舌側寄りになることは避けるべきである．

2. 発音機能

発音は音声学では「調音」（音声器官が音を発するのに必要な位置をとったり運動したりすること）と呼ばれており，母音と子音とでその発音方法が異なる．母音は咽頭から出てくる音であるのに対して，子音は前歯部歯列（天然歯や人工歯）の垂直的・水平的な被蓋関係で変化するため，前歯部の人工歯排列は発音機能に重要な役割を果たす．

また，義歯床を装着した患者の音声は，口蓋側及び舌と下顎にできる共鳴腔（外部からの刺激で固有振動を始める部分）を調整・変化させることで作られる．そのため，適切なドンダース空隙（軟硬口蓋と舌背上部との間に生じる生理学的空隙）を付与できるような咬合高径と形態が重要である．

Part 2：総義歯製作のエビデンス

04 顔貌と対向関係に基づく人工歯選択の基準

- 顔貌に調和した前歯部の人工歯選択とガイドライン
- 咬合様式を考慮した臼歯部の人工歯選択とガイドライン
- 症例に応じた咬合様式の考察

　排列に先立って行われる人工歯の選択には，解剖学的な観察と考察が重要になる．形態的な面だけから見ても，① 顔貌に調和した形態，② 顎堤の大きさにふさわしい大きさ，③ 顎堤の対向関係を踏まえた咬合面（人工歯）形態などを踏まえる必要があり（**表2-4**），模型だけでなく顔貌や骨格までも捉えて技工作業に臨む必要がある．

　特に，発生学的考察として患者固有の骨格表徴を正面観・側方面間の計測により数値化し，顔貌と顎運動機能に調和する客観的な人工歯選択が重要と考える．患者固有の顔貌，表情，機能，色調，形態，咬合様式，マテリアル（陶歯orレジン歯）について客観的な選択を行わなければ，患者の満足が得られない要因となる場合がある．

　以下，前歯部と臼歯部に分けて，筆者が考えるそれぞれの選択基準を解説する．

前歯部人工歯の選択

　前歯部では機能面のほか，審美的な要件も踏まえる必要がある．患者個々の顔貌に調和させる人工歯の選択・排列のガイドラインとして広く知られているのは，FrushとFisher[1]が1956年に提唱したDentogenicsの考え方であろう．

　Frushらは前歯人工歯排列において，性別（Sex），性格個性（Personality），年齢（Age）（いわゆるSPA要素）を考慮した排列法の重要性を訴えた．そして，Vigorous type（切縁隅角が角張った歯冠形態を付与し，力強い行動派な男性タイプ），Delicate type（丸みを帯びた細身で柔らかな感じの女性的な排列），中間型を求める方法の3種類を提示している（**2-4-1，2**）．

　また，House人工歯（Dentsply）の7基本形では，Williamsの3基本形（方形・卵円形・尖形）をベースに「方尖形」「方円形」「方尖円形」「尖円形」の4形態を追加し，7分類としている．これら豊富にある人工歯の中から適切なものを選択する基準として，専門誌上では旧来から『ツースインディケーター』（Dentsply）や『フェイシャルメーター』『Formselector』（Ivoclar Vivadent）などの計測器や各種モールドチャートが紹介されている．筆者もこれらの基準を考慮して，患者一人ひとりの骨格・顔貌に合わせた人工歯選択を心掛けている（**2-4-3〜6**）．

表2-4　臼歯部人工歯選択に関わる基準の一例

① 頬舌径は義歯床の1/3以内とする
② 臼歯部全体の近遠心径は，下顎犬歯の遠心隣接面からレトロモラーパッドの前縁部までの距離とする
③ 義歯の咬合状態（咬合様式）は下顎歯槽堤の条件と上下顎間の歯槽対向軸を踏まえて決定する

Evidence of Denture Work

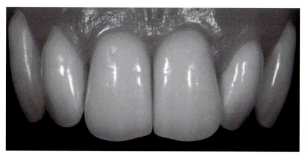
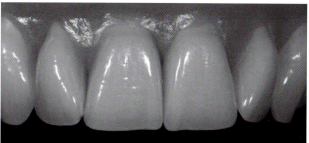

2-4-1 性別による人工歯の違いの例① 女性向けの丸みを帯びた人工歯

2-4-2 同，② 男性向けの角張った人工歯

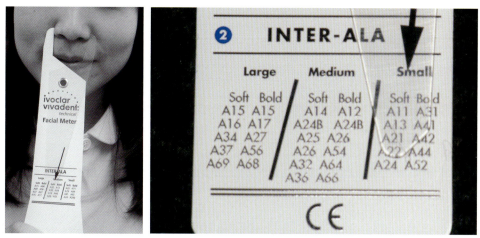

2-4-3, 4 『フェイシャルメーター』(Ivoclar Vivadent) を使用した人工歯の選択法．上顎犬歯尖頭位置の目安となる鼻翼の左右間距離を測ると，顔貌に調和した歯のサイズ（Small〜Large）の目安が表示される．その中から，患者個々の情報を加味しモールドを選択する

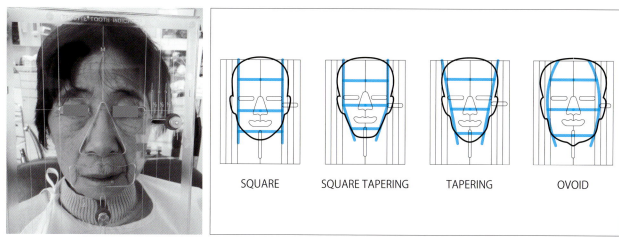

2-4-5, 6 『ツースインディケーター』(Dentsply) を使用した人工歯の選択法．患者の顔の輪郭や鼻，口唇などの形を踏まえて3タイプ（方形（Square），卵円形（Ovoid），尖形（Tapering））及びその複合系に分類し，その形態に調和した人工歯を選択する

臼歯部人工歯の選択に関わる要素

1. 顎堤条件と対顎関係

前述の通り，力学的観点では咬合力を残存組織（骨）に対して垂直にかける場合に，生体の負担が最も少なくなる．人工歯の歯軸方向が上下顎の歯槽軸を結ぶ直線に沿うような形で排列させることで，歯槽吸収の防止や義歯床の良好な吸着を得ることにつながる（**2-4-7, 8**）．

そのため，臼歯部の人工歯選択においては，まず患者の上下顎の歯槽骨（歯槽堤）の位置と方向を必ず確認し，適切な咬合面とニュートラルゾーン内に収まる形態を持つ人工歯を検討するという手順を筆者は踏んでいる．

2. 適切な咬合様式の選択

一般論として，咬頭嵌合位で与える咬合様式は，①ノーマルな咬合，②リンガライズドオクルージョン（舌側化咬合），③バッカライズドオクルージョン（頬側化咬合），④クロスバイト（交叉咬合），⑤モノプレーンオクルージョン（フラット咬合）の5つがある．症例によって（場合によっては同一患者の左側と右側の間でも）対顎関係は異なるため，どの症例にどの咬合様式を付与するかは，前述の対向関係（力学）をはじめとした諸条件から決定されるべきである．また，それによって使用する人工歯も変更する必要がある（**2-4-9**）．

一般的な症例（いわゆる骨格性Ⅰ級症例）ではノーマルな咬合様式とし，上顎が相対的に大きい症例（Ⅱ級）の場合はテーパーを付けてⅤ字状に力を加える咬合に，下顎が大きい症例（Ⅲ級）では交叉咬合によりハの字状に力を向けることで，力学的な安定を得やすくなる．人工歯の中にはあらかじめ特定の咬合様式に対応するよう形態が調整されているものもあるため，それらを利用することも有益であろう（**2-4-10〜12**）．

個々の条件を見ず，画一的な咬合関係を与えているだけでは幅広い臨床には対応できない．

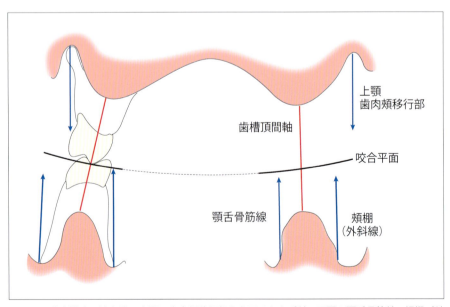

2-4-7 咬合様式の決定法．上顎の歯肉頬移行部から下ろした垂線，下顎の顎舌骨筋線，頬棚（外斜線）の各ラインを延長した線（青）を引き，人工歯を排列する位置と方向を定める（生理学的考察）．そのうえで，歯槽頂間軸（赤）になるべく直交するよう，咬合平面と咬合様式を決定する（力学的考察）

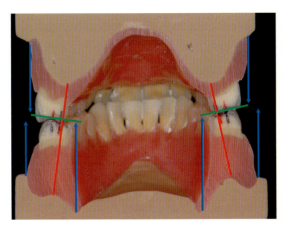

2-4-8 実際に人工歯を排列した状態．左右で歯槽頂間軸の方向が異なっていることがわかる．このような症例は臨床の現場で珍しくなく「咬合様式を先に決定しそれに合わせて排列を行う」という逆の手順を踏むと，適正にコントロールできない力が周囲の組織にダメージを与えてしまう．支持がしっかりとある歯槽骨に可及的に力を集中させることで，軟組織への応力を軽減させる

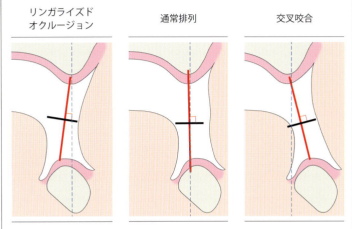

2-4-9 症例によっては頬舌的な排列スペースが狭く，ノーマルな咬合様式を与えるのが難しい場合もある．その際には，スペース量や歯槽頂間軸の傾き具合などに基づいて，リンガライズドオクルージョンや交叉咬合を選択し付与する

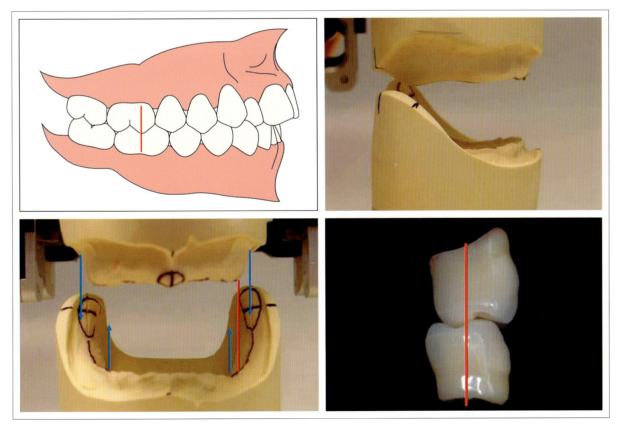

2-4-10 顎間関係による咬合様式の決定基準①．上下顎の大きさがほぼ同じ（歯槽頂間軸の傾きがほぼない）場合には，ノーマルな咬合様式を与える

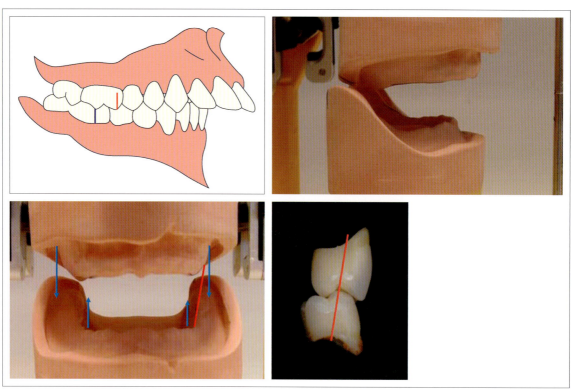

2-4-11 同，②．下顎に比べて上顎が大きい（骨格性Ⅱ級の）患者では，歯槽頂間軸がV字型となり，咬合様式の変更が求められる．テーパーの咬合（SRオーソシット；Ivoclar VivadentのT type），もしくはリンガライズドオクルージョンにて対応する

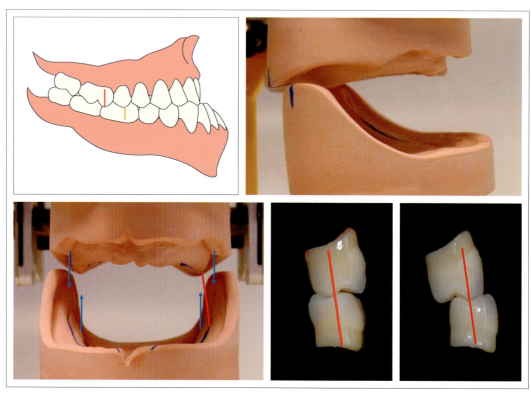

2-4-12 同，③．下顎が比較的大きいⅢ級症例ではデンチャースペースが非常に狭くなり，力学，生理学の両面から排列に工夫を要する．このような場合は，交叉咬合により歯軸に沿った方向へ咬合ベクトルを分散させる（もしくはSRオーソシットのK typeを用いる）

MEMO

Part 2：総義歯製作のエビデンス

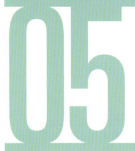

05 前歯部人工歯の排列基準

- 骨格的要素，発生学的要素，生理学的要素の考察
- 顎運動に調和したオーバーバイトとオーバージェットの考察
- 顔貌に調和した人工歯排列の考察

排列ガイドラインと臨床術式

　前歯部の排列は，患者の顔貌や発音をはじめとする機能に深く関わる．そのため，もともと天然歯が喪失する以前の状態に回復することが望ましいと筆者は考える．これを踏まえなければ長期にわたり機能していた自己の運動イメージが変更されてしまううえ，他者からは別人のように見えてしまうことが多々あるからである．術者は周囲組織の存在に配慮し，有歯顎時の歯列をなるべく回復できるよう考察を巡らせるべきである．

　筆者の考える前歯部排列の原理・原則は**表2-5**の通りである．繰り返しになるが，「有歯顎時の歯列を回復させる」「患者固有の排列を付与する」ことが大前提となるため，単なる隣在歯との関係だけでなく，解剖学的ランドマークをはじめとした周囲組織（Statics；静的な位置）と筋の影響（Dynamics；動的な位置）を観察して排列していくことが望ましい．場合によっては左右対称な排列とならない場合もあるが，無理に画一的な排列を行うよりも臨床的な予後は良好であると経験的に感じている．

　以下，具体的な排列のポイントを手順に沿って解説する．

1. 上顎中切歯の排列

　顔貌に調和した正中線を左右的基準とし，唇舌的には人工歯唇側面が切歯乳頭から前方に約7～9mmに位置するよう上顎中切歯を排列する．これは，人工歯の唇舌的幅径に基づいた数値であり，舌側歯頸部を切歯乳頭頂の位置に揃えると，規定の位置に持って行きやすい（**2-5-1～3**）．ただし，人工歯の舌側歯頸ラインと切歯乳頭との関係は，口蓋形状（深いか浅いか）により異なる．口蓋が浅いと基準点である切歯乳頭頂が前方寄りに，深い場合には切歯乳頭のほぼ中央となる傾向がある．

　基底部の位置が決まったら，切縁が対顎の歯肉頬移行部に向かうよう，唇舌的な歯軸を調整する（**2-5-4, 5**）．下顎歯肉頬移行部に向けて切縁方向を調整すると人工歯の前突を防ぐことができ，審美的，機能的な口唇との調和を得やすくなる．

　また，上下的にはスマイル時の歯の見え方を考慮して，切縁位置が咬合高径の1/2 + 2mmとなることを目安に，患者の上唇下縁と下唇との関係で決定する（**2-5-6, 7**）．

表2-5　前歯部人工歯排列の原理・原則

① 上下顎の顎堤から骨格的要素，発生学的要素，生理学的要素を考察し，排列位置を決定する
② ゴシックアーチ等により固有の顎運動を記録し，それに調和する排列を行う
③ 顔貌との調和を求め，仮想咬合平面を回復する客観的基準（ガイドライン）を考察する

Evidence of Denture Work

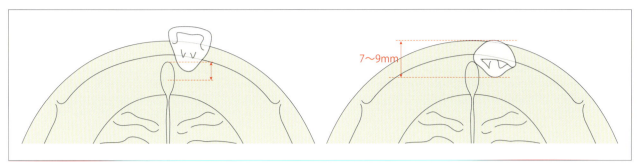

2-5-1　上顎中切歯の舌側は切歯乳頭頂から尖頭までをガイドラインとする．また，切歯乳頭から中切歯の唇側面までは約7～9mmを目安とする

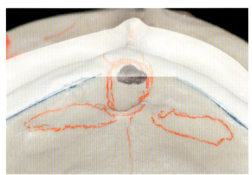 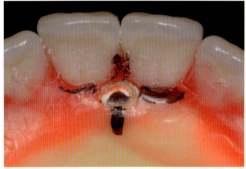

2-5-2　2-5-1の基準に従うと，歯槽頂～歯肉頬移行部のスペースが人工歯排列位置の目安となる　　2-5-3　中切歯排列後の，切歯乳頭頂との位置関係

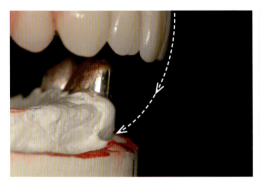 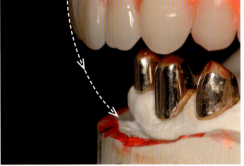

2-5-4, 5　中切歯の切縁方向は下顎唇側の歯肉頬移行部に向かうようにすることで，審美的・機能的な口唇との調和が得られる

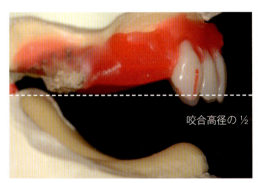 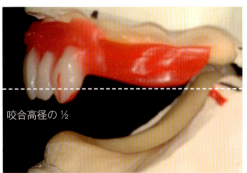

2-5-6, 7　垂直的ガイドラインは咬合高径の1/2＋αが目安であるが，この＋α部分は2mmを基準に上下口唇とのバランスや対顎関係によって決定される

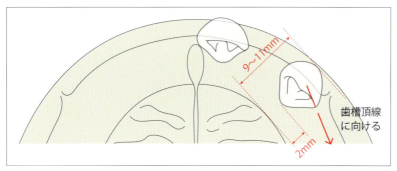

2-5-8 犬歯の排列基準．第一横口蓋ヒダから2mm程度離して排列する．この位置は前歯部と臼歯部の切り変わる場所で，歯槽頂線の傾きも変わる場合がある．水平的な歯軸は，遠心隅角を歯槽頂方向に一致させる

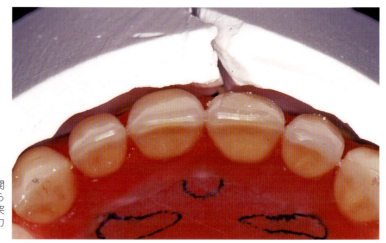

2-5-9 排列後の前歯部とデンチャースペースとの関係．歯肉頬移行部より外側（唇頬側）は，当然ながら可動粘膜である．人工歯歯冠部が歯肉頬移行部より突出してしまえば，それだけ外の組織から生理学的な力を受けることになる

2．上顎犬歯の排列

上顎犬歯の尖頭は，口角線（鼻翼直下）の位置に揃える．頬舌的な位置は第一横口蓋ヒダの端から約2mm空けた位置に歯頸部が来るように配置する．中切歯と同様に人工歯サイズを考えると，頬舌的には第一横口蓋ヒダから9～11mmの範囲で人工歯唇側が並ぶことになり，乱排させる時もこの基準内に収めるようにする（2-5-8）．生理学上，歯冠部が歯肉頬移行部よりも突出していないことが重要である（2-5-9）．

犬歯の遠心隅角は歯槽頂線（歯列弓）の方向にそれぞれ向けるようにするため，左右で向きが異なることもある．水平的な位置（高さ）は，左右の瞳孔線を基準に顔貌とのバランス，患者の要望を考慮する．

3．上顎側切歯の排列

上顎側切歯は中切歯と犬歯の間のスペースに排列するが，歯槽弓の形態と顔貌に調和させるよう配慮する．側切歯の排列の仕方で，患者に合わせた個性を表現することもできる．

また，機能的には描記されたゴシックアーチと習慣性の前側方運動量を考慮する．これらは下顎との水平被蓋量（オーバージェット）を決定する際の参考情報となる．

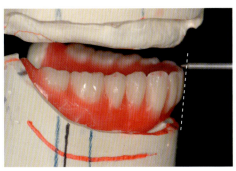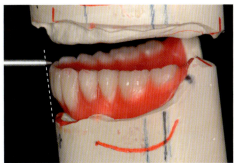

2-5-10, 11　下顎前歯は模型の側面よりも前方に傾斜しないよう留意する

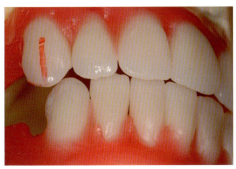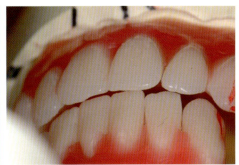

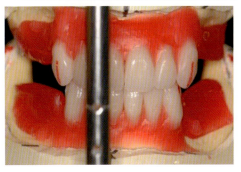

2-5-12 〜 14　前歯部のガイドの決定は，臼歯部仮想咬合平面となる前方決定基準（犬歯）と後方決定基準（レトロモラーパッド）をガイドラインに排列テンプレートを設定することで行われる．臼歯部の咬合決定により臼歯部離開を防止するために，前歯部の被蓋関係を考慮することが望ましい．オーバーバイトとオーバージェットの確認によって，アンテリアガイダンスが確立されることとなる

4. 下顎人工歯の排列

　下顎中切歯切縁の垂直的基準は咬合高径の 1/2 に位置する高さとし，唇舌的には人工歯の基底面（歯頸部）が顎堤の唇側骨上にあることを目安とする．かつ，唇側切縁は上下顎での不要な干渉を防ぐため，下顎模型の辺縁よりも前方に突出させないよう，下唇（口輪筋，オトガイ筋）を考慮した位置に排列されることが望ましい（2-5-10, 11）．上顎と同様に，対向する上顎の歯肉頬移行部に切縁方向を向けると良い．

　下顎犬歯は上顎側切歯と上顎犬歯の中間に位置させ，上顎犬歯の中央発育葉と下顎犬歯の遠心発育葉が調和するように方向やポジションを調整する．これにより安定した臼歯部の咬合ベクトルを得ることができる．下顎犬歯の遠心隅角は上顎と同様に歯槽頂方向に向け，歯列弓に調和した側方ベクトルを決定する．

　下顎側切歯は，上顎と同様に患者の表情に調和するように排列する．

5. 垂直被蓋（オーバーバイト）の調整

　下顎人工歯の排列後，オーバーバイトとオーバージェットの調整を行う．オーバーバイト量は上下顎中切歯の排列基準から 2mm を目安としているが，機能的には前方ガイダンスによる不安定を避けるための義歯床の機能的バランスが優先される．

　下顎の安定が得られにくいと判断できる症例では，オーバーバイト量を減らし，オーバージェット量を十分に確保すると良い．これにより唇側歯槽粘膜のフラビーガムの予防効果も得られる（2-5-12 〜 14）．

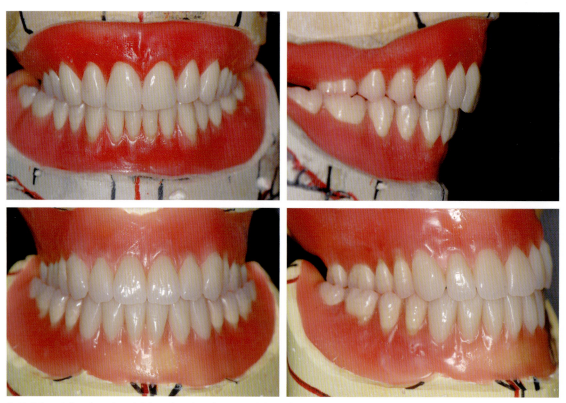

2-5-15 〜 18 　オーバーバイト，オーバージェットの量は対向関係と顎運動によって変化する．すべての症例に一様な被蓋を付与しても，義歯の安定が図られることは少ない

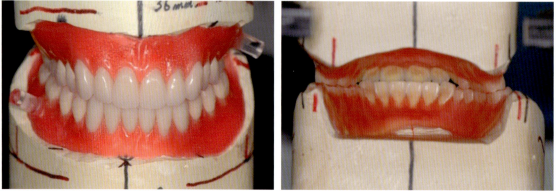

2-5-19, 20 　前歯の被蓋関係は，臼歯の排列後に再度調整する

6. オーバージェットの調整

オーバージェット量は，ゴシックアーチ描記から得られた患者固有の前方運動量によって考察する．咀嚼運動時の干渉を避けるために，Ⅱ級症例（Deep Bite；下顎後退症例）では1類，2類とも3.0 〜 3.5mm，Ⅲ級症例（Cross Bite；下顎前突もしくは切縁咬合症例）では0.5 〜 1.0mmという，天然歯列の状態を考慮した被蓋を付与することが望ましい（2-5-15 〜 20）．

　　　＊　　　　＊　　　　＊

これらのガイドラインに従って模型上で排列された蠟義歯は，最終的には口腔内試適によってその是非を確認するべきである．唇舌的位置は上唇の豊隆から，切縁の傾きについては安静位における下唇との関係から判断される．発音機能においては，F音とV音の発声時に下唇湿部の最大豊隆に触れていること，発声時の違和感がないことを患者に確認してもらう．

MEMO

Part 2：総義歯製作のエビデンス

06 臼歯部人工歯の排列基準

- 異なる症例に応じた排列テンプレートの応用法
- 頬舌的位置決定の基準値とガイドライン
- 力学的・生理学的な咬合関係と咬合様式

排列基準としての咬合"曲面"を考える

臼歯部では顎堤の吸収度合いや床の保持力，口腔周囲筋群とのバランス，上下顎との対向関係，頬舌的な顎堤の幅（デンチャースペース），咬合高径などを勘案して，機能を主体に総義歯の安定を図る排列と咬合様式を与えるべきである．臼歯部に用いられる市販の人工歯は多種多様であるが，どれを用いたとしても，症例に即した義歯床の機能的維持・安定を考えることが最も大切である．

臼歯部の排列にあたって最も大切な要件は，頬と舌から受ける力が平衡状態を保つように，天然歯列が喪失する以前の状態に歯列を回復することである．ポジションを決めるためのガイドラインには垂直的基準と水平的基準があり，前者は患者の骨格から求めるカンペル平面など，後者はレトロモラーパッドと犬歯を指標とするパウンドラインなどが該当する．

臼歯の人工歯排列は，上顎からの排列法と下顎からの排列法が考えられる．いずれの方法でも垂直的基準はカンペル平面がガイドラインとなるが，その選択は術者の考え方により異なる．

上顎から排列する根拠としては，矢状面において頭蓋骨を基準としたカンペル平面と平行に，前頭面では左右の瞳孔線と平行にそれぞれ排列することである．しかし，頬舌的な排列基準となるガイドラインは乏しいと考えられる．

一方，下顎法では水平的（頬舌的）位置決定の基準を参考にできる（2-6-1，2）．頬舌的にはパウンドラインと顎堤（歯槽頂）がガイドラインとなり，舌側は顎舌骨筋線上，頬側は外斜線（頬棚）の範囲内に排列することが望ましい．また，前頭面の基準は上顎法と同様に左右の瞳孔線であるが，矢状面では前方基準点と後方基準点の設定に排列テンプレートを用いて患者固有の咬合彎曲を設定し，排列を行うことができる．ただし，下顎から排列するために下顎位の決定が条件となり，最終的なカンペル平面との整合性を考慮する必要があると思われる．

下顎法を採用することは臨床的優位性が高いと言え，筆者の臨床技工でもそのほとんどを下顎法で排列している．

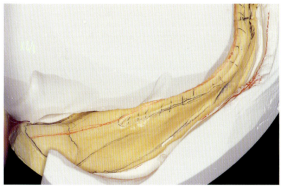 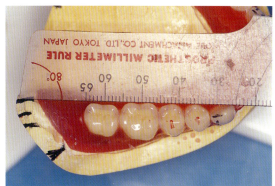

2-6-1 下顎人工歯の排列基準となる部位① 顎舌骨筋線と外斜線〜頰棚。頰舌的にこの範囲内に人工歯を位置させることが、生理学的な安定につながる

2-6-2 同、② パウンドライン（犬歯近心隅角〜レトロモラーパッド内側壁を結ぶ線）。舌房を阻害しない排列限界の目安となる

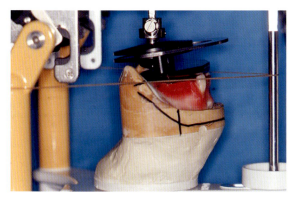 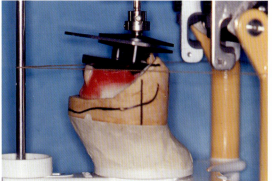

2-6-3, 4 排列テンプレートの設定基準は、前方は犬歯の尖頭〜遠心隅角、後方はレトロモラーパッドの1/2〜上縁である

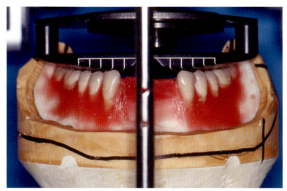 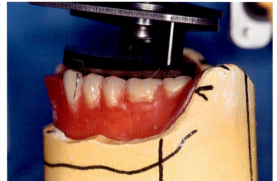

2-6-5, 6 このテンプレートに合わせて排列することで、調節彎曲（スピーの彎曲、ウィルソンの彎曲）が再現できる

1. 臼歯部排列の垂直的基準

カンペル平面は頭蓋の基準として想定した平面で、両側の鼻翼下点と外耳道の上縁を結んだ線で決定される。この平面は天然歯列期の咬合平面とほぼ平行な関係にあることから、歯科補綴学の重要な仮想咬合平面決定のガイドラインとして用いられている.

テンプレートの後方をレトロモラーパッドの1/2〜上縁に、前方を下顎犬歯の尖頭〜遠心隅角に垂直的な基準を設定することで、カンペル平面をガイドラインとする排列を行うことができる（2-6-3〜6）。これにより、ボンウィル三角の考え方を踏まえて下顎顎堤の形態に調和した人工歯排列と咬合様式を与える.

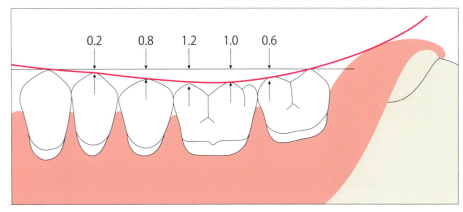

2-6-7 スピーの彎曲（文献[1]より）．仮想咬合平面のガイドラインと下顎歯槽堤を考慮して，前方ガイダンス（オーバーバイトとオーバージェット）の量により決定される（図中の数値単位：mm）

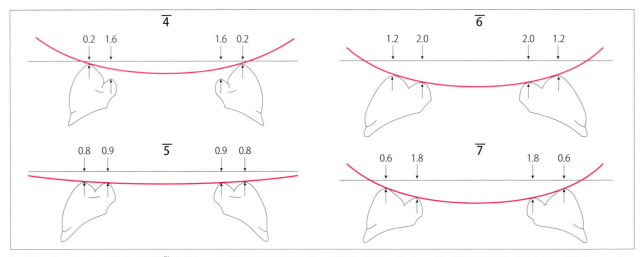

2-6-8 ウィルソンの彎曲（文献[2]より）．上下顎顎堤の歯槽軸に従って彎曲（モンソンカーブ）が決定される（図中の数値単位：mm）

2. 臼歯部排列の水平的基準

　水平的基準としては，咬合彎曲としてスピーの彎曲とウィルソンの彎曲を付与する．これにより口腔内での咬頭干渉を生じさせないようにする（**2-6-7，8**）．仮想咬合彎曲の基準は前述の基準で設定した排列テンプレートを用いて行う．

　このとき頬舌的には，人工歯がパウンドラインより舌側寄りにならないように心掛ける．咬合力を的確に分散させるためにも，人工歯の中央溝は歯槽頂線上に位置させることが望ましい．また，頬筋との関係を考えて義歯床を含めた研磨面形態が小臼歯部（モダイオラス部）で最も幅が狭くなるため，下顎の第一小臼歯部は，頬側咬頭がほぼ歯槽頂上に位置するように人工歯を排列すると良い（**2-6-9**）．

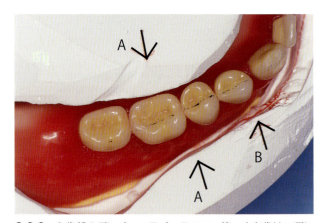

2-6-9 臼歯部のデンチャースペースコア．第一大臼歯は，デンチャースペースコアの最大豊隆部（舌と頬から最も力を受ける位置，A）を目安に排列する．また，モダイオラス部周囲で狭窄していることがわかる（B）．この点を考慮しなければ，義歯の安定は得られない

臼歯部排列の注意点

　臼歯部排列において模型から読み取るべき情報は，対顎関係，歯槽頂線，頬棚（外斜線），顎舌骨筋線，レトロモラーパッドである．天然歯が喪失すると下顎の顎堤は下方に向けて垂直的に沈下退縮・吸収し，上顎顎堤では口蓋側に向かって歯槽が退縮する．この傾向を考慮して有歯顎時の歯列を回復することにより，頬粘膜と舌房とのバランスのとれた総義歯を製作することが可能となる．歯槽頂線から歯列（アーチ）の左右的な広がりの程度を読み取り，患者の骨格や対顎関係を判断し，咬合様式を考察することが重要である（骨格による咬合様式の選択基準は**Part2-4**を参照）．

　また，これは筆者の経験的な理論であるが，描記された患者固有のゴシックアーチは，人工歯の歯軸を決める参考となる．患者の顎運動の方向と臼歯部の咬合面が一致するように，人工歯の向きを調整すると良い（**2-6-10 〜 12**）．

　後方のレトロモラーパッドまでの歯槽矢状傾斜角が22.5 〜 23°以上の部位については，人工歯の排列を避けるか咬合接触しないように対処することが咬合の安定のために望ましい（**2-6-13, 14**）．

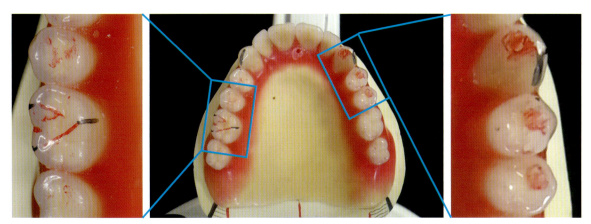

2-6-10 〜 12　ゴシックアーチは患者固有の顎運動の記録であり，これに調和した向きに臼歯を排列することで干渉の少ない排列が可能となる（作業側にはグループファンクション，平衡側にはセミバランスドオクルージョンを付与）

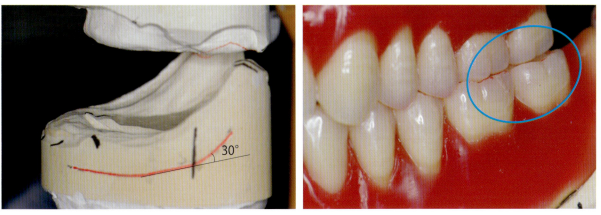

2-6-13, 14　スキーゾーンと呼ばれる歯槽堤の矢状傾斜角が22.5 〜 23°以上となる場合には，その部位への排列を避けるか，同部にある人工歯の咬合接触を避けるよう対処する（このケースは30°であった）

排列後の確認

　排列後はデンチャースペースコアを用いて，人工歯の頰舌的位置を生理学的に考察する．舌側においてはパウンドラインと舌房との関係性を，頰側ではモダイオラスと頰粘膜の関係性を観察し，唇舌的にはオトガイ筋及び口輪筋との関係をそれぞれ確認し，生理学的な人工歯ポジションが得られていることや，周囲の筋，粘膜組織との形態的調和が図られていることを確認する（2-6-15～18）．

　また，この際に咬合の構築についても確認しておく．人工歯の歯軸のずれも咬合接触点に関わってくるので，修正が容易なワックスの段階でなるべく歯軸を確認し，咬合面の調整に入るべきであると考える．歯軸の検討をせず，いきなり咬合面の削合調整に入ることは避けるべきであろう．

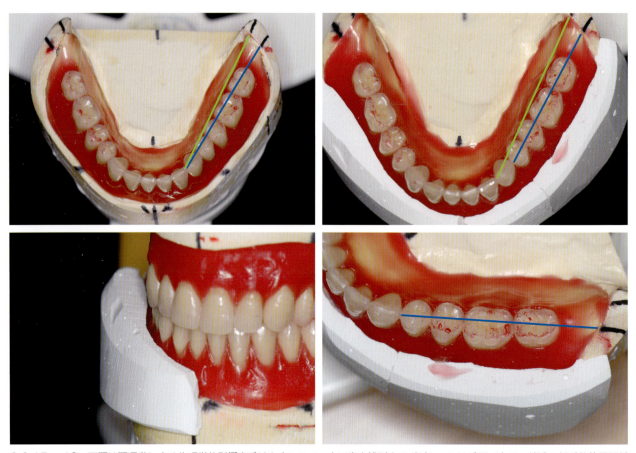

2-6-15～18　下顎は顎運動による生理学的影響を受けやすいので，人工歯を排列するポジションは重要である．前述の頰舌的位置関係（歯槽頂線：青，パウンドライン：黄緑）や排列テンプレートに基づき，咬合彎曲を症例に応じて与える．また，周囲粘膜による影響を考察するためにデンチャースペースコアを使用し，軸面（歯肉）の形態や人工歯ポジションを確認する

MEMO

Supplement ②
デンチャースペースの採得法と観察

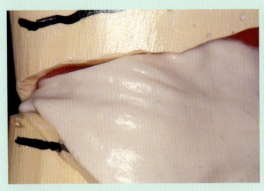
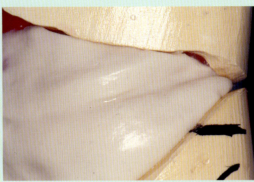

Fig.A, B デンチャースペースは周囲筋の影響によって形成される．咬合採得時にフローの良いアルギン酸印象材等で動的機能印象を採得する．これにより，義歯研磨面に対する周囲筋の影響を観察できる

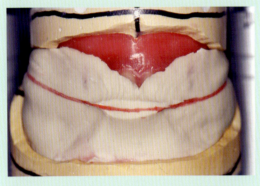
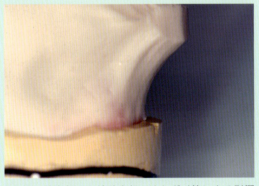

Fig.C 動的機能印象の採得後．赤線は周囲筋による力の影響を最も受けた部分で，凹状になっている

Fig.D 前歯部の口腔前庭部．オトガイ筋による影響で，凹状になっている．義歯床にも凹状の歯肉形成を行うことが重要とわかる

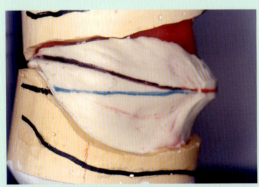
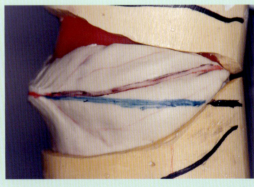

Fig.E, F 矢状面からの観察．青い線は仮想咬合平面であるが，力の掛かる部分は臼歯部に向かうにつれて上方へと移動している

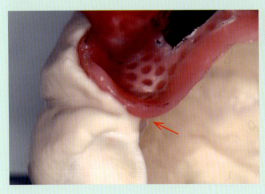
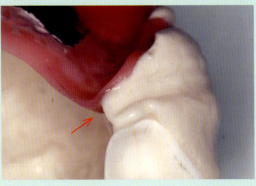

Fig.G, H 上顎翼突下顎ヒダ付近の観察．ヒダの付着部に向けて周囲筋の走行があることがわかり，この部分も安定のために重要である

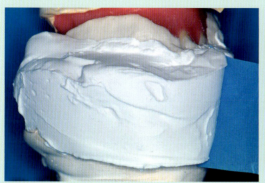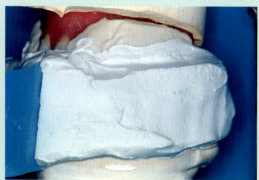

Fig.I, J この機能印象体に石膏を当ててコアを取れば,排列時に活用できる.舌側も同様に採得する

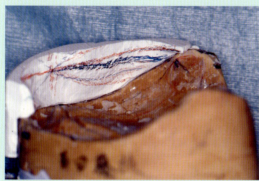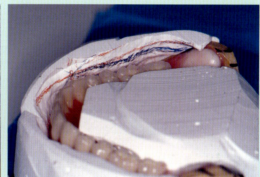

Fig.K〜M モダイオラス付近の観察と排列.コアを採得すると,モダイオラスの観察も容易になり,客観的な排列基準とできる.赤線は筋の走行,青線は仮想咬合平面である

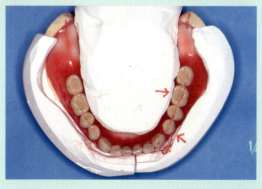

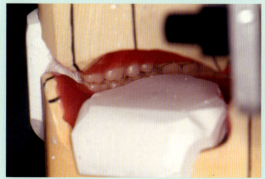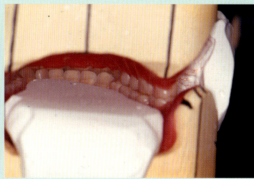

Fig.N, O 舌側からの排列後の観察.舌背と咬合面の関係等も観察できる

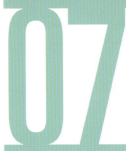

理想的な床縁形態（歯肉形成）

- デンチャースペースコアの解析と応用
- デンチャースペースコアを用いた生理学的軸面形態
- 口腔周囲組織に調和した生理学的で機能を付与した歯肉形成

周囲粘膜に調和する歯肉形成

　総義歯の維持安定に関与する基本的な概念は，これまで述べてきた① 粘膜面形態（印象体由来），② 咬合面形態（咬合様式由来）に，③ 研磨面形態（生理学的な軸面体）を加えた3要素から考察されると言われている[1]．また，総義歯を維持・安定させる力として，① 筋力（Muscles force），② 咬合力（Occlusal force），③ 接着力（Adhesion force），④ 吸着力（Adsorption force），⑤ 大気圧（Air force），⑥ 重力（Gravity）といった要件が挙げられる[2]．

　総義歯の安定に寄与する力の大部分は，各患者が固有に持つ咬合平面（咬合彎曲）と咬合様式による作用であるが，筆者は周囲の筋組織による影響が同じくらい重要な要素ではないかと考えている[3]（**2-7-1 ～ 3**）．

　義歯唇頬側の歯肉形成においては，口唇部（口輪筋，オトガイ筋）や頬筋の筋圧によって与えるべき形態は異なってくる．これに加えて上下唇小帯と舌（舌筋）の唇舌的運動量を考慮し，筋圧のバランスを得ることが求められる．この客観的な歯肉形成を行うためには，口腔内で採得されたデンチャースペースコア（**Part 2-3** 参照）を用いる必要がある．

　閉口機能印象から採得されたデンチャースペースコアは，いわば頬筋や舌といった周囲の筋肉が「機能時にここまで動く」という境界である．そのため，コアと接するように歯肉形成を行うことで，ニュートラルゾーン内での安定性を維持することができる（**2-7-4 ～ 28**）．

　仮に頬側をデンチャースペースよりもレスとすれば，舌の圧力を受け止めることができずに，義歯の横揺れを誘発してしまう．また，オーバーとすれば頬側から受ける力が大きくなり，舌側への横揺れや感覚的な圧迫感を感じるであろう．適切な生理的バランスを得るためには，デンチャースペースコアによる形態の考察と確認が必須と考える．

Evidence of Denture Work

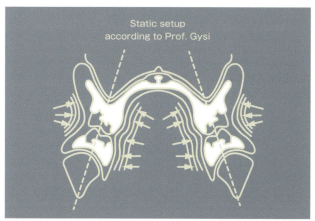

2-7-1 Gysiによる総義歯の考え方では，歯槽頂間線法則に基づく力学的な安定が重視されていた．そのため，義歯床も小さく，周囲組織や辺縁との調和を求めた義歯床形態とは限らなかった（図では床縁部や頬粘膜との間にスペースが生じている）（文献[4]より）

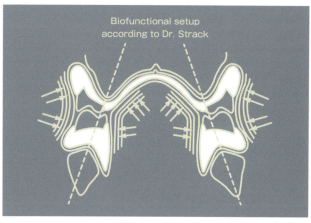

2-7-2 一方，StrackはBiofunctionalな（生体機能に基づく）周囲筋組織との調和を狙っており，Gysiとは義歯床の形態も大きく異なる（文献[4]より）

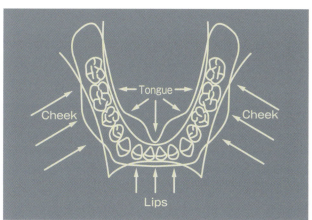

2-7-3 義歯床は周囲組織から生理学的な影響を大きく受ける．そのため，デンチャースペースコア等による研磨面形態の考察も，安定のために重要である（文献[4]より）

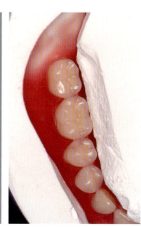

2-7-4 デンチャースペースコア（研磨面の印象）があると，周囲組織による生理的な力が読み取りやすい．頬粘膜に加えて，下顎では舌による義歯床を押しつけるような力も考慮し，安定する歯肉形成を行う

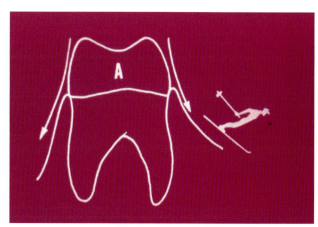

2-7-5 違和感のない歯肉形成のためには，人工歯部と義歯床が移行的になるような，スムーズな形態を心掛ける（文献[5]より）

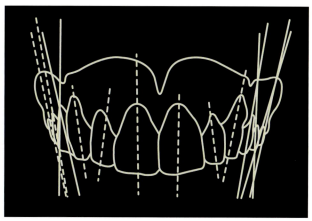

2-7-6 人工歯を乱排させるような場合の歯肉形成は，歯軸を考慮して行うと自然感を出すことができる（文献[5]より）

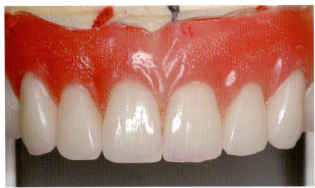

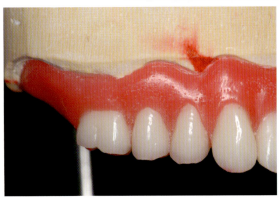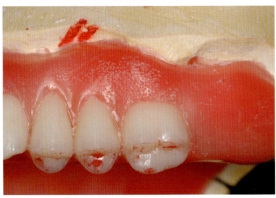

2-7-7〜9 上顎唇頬側面の歯肉形成においては，上唇小帯及び両側頬小帯が歯肉形態の境界となる．上唇小帯は口唇の位置を固定していて，小帯の動きに対して床縁の設定を考慮しなければならない．頬小帯は，床縁の設定と後方形態の考慮が必要である

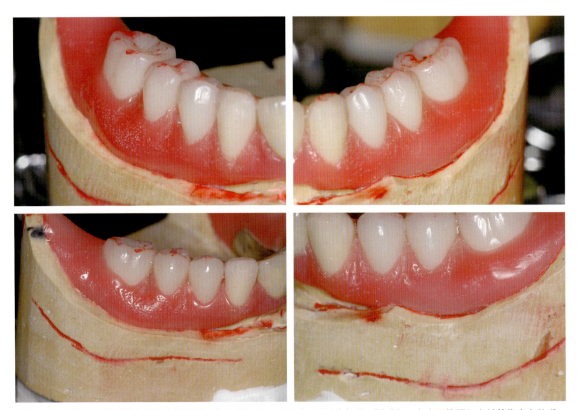

2-7-10〜13 下顎両側臼歯部の軸面は固有のデンチャースペースに合わせて形成し，左右の筋圧により義歯床をサポートさせるように歯肉形成を行う．モダイオラスは口角から遠心側約10mmの位置に存在しているので，筋の緊張度を考慮して形態を与える

Evidence of Denture Work

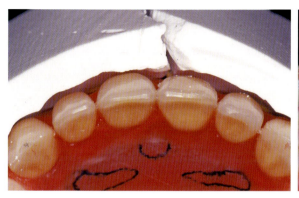

2-7-14 上顎前方部の唇舌側は，口裂周囲筋である口輪筋の筋圧（口唇突出，フー音，大開口等）に調和させる．上下顎共に後方部は頬，舌に加わる口腔内圧を保持する形態を付与し，食物摂取がスムーズに行えるよう配慮する

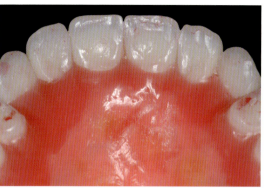

2-7-15 上顎前歯の舌側面形態は，サ行，タ行，ラ行の発音に考慮した形態を付与することが望ましい．サ行，タ行音に影響する部位は，舌側面形態と歯間部である．ラ行音は，主に床粘膜の舌面形態に及ぼす厚みに留意する[6,7]

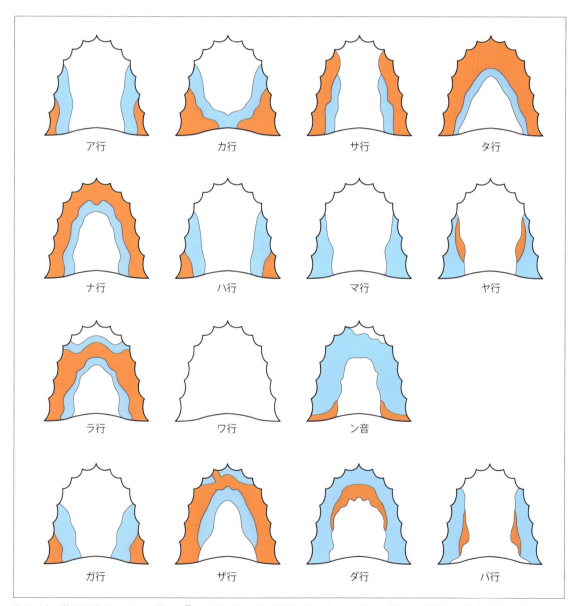

2-7-16 義歯装着時のパラトグラム[4]．舌が口蓋のどの部位に触れるかをパラトグラムで理解し，歯肉形成に活かすことが望ましい．オレンジ色では比較的強く，青色部分は軽く舌が接触している

理想的な床縁形態（歯肉形成）

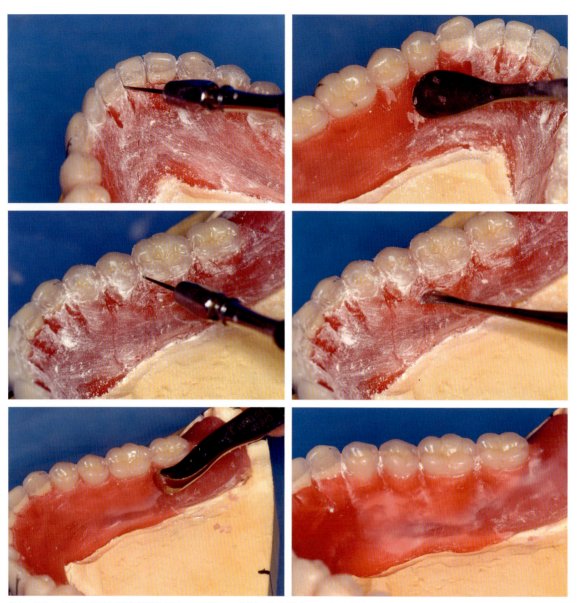

2-7-17〜22 舌房と発音機能に関わる舌側，口蓋側の歯肉形成は，生理学的な安定と発音機能の確立が必要となる．インスツルメントを使い分けながら，患者固有の形態を目指す

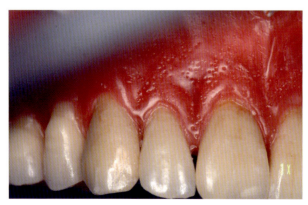

2-7-23 スティップリングについては，筆者は前歯部から小臼歯部位までの表面に，直径100μm，深さ約30〜50μmを目安に付与している

Evidence of Denture Work

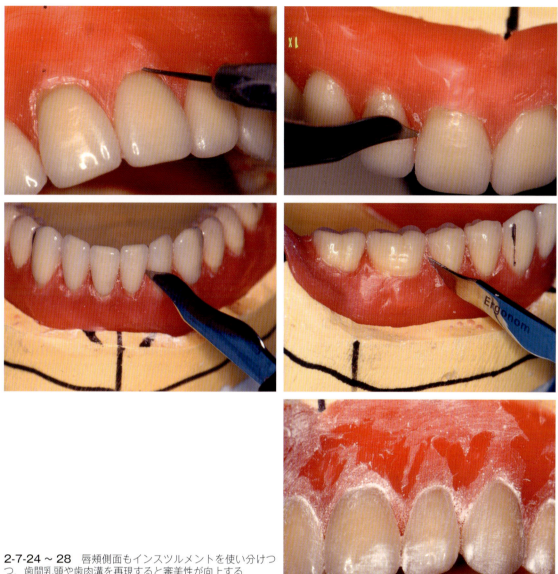

2-7-24〜28　唇頬側面もインスツルメントを使い分けつつ，歯間乳頭や歯肉溝を再現すると審美性が向上する

　　　　＊　　　＊　　　＊

　義歯床の辺縁形態と歯肉形成は，精度の高い印象採得と咬合採得により得られた軸面のインデックスから求められる．義歯床の辺縁形態が口腔周囲筋組織に調和するような歯肉形成を施すことで，表情筋の活性化や自然な顔貌の回復が得られ機能的に安定することが重要と考える．

　また，口腔周囲筋の走行方向に調和させた生理的な形態を付与することで口腔内の自浄作用を発起し，食物による味覚刺激等（Stimulation）も得られやすくなる．歯肉形成は審美性だけでなく，義歯の安定や機能にも関与していることを肝に銘じておきたい．

理想的な床縁形態（歯肉形成）｜71

Part 2：総義歯製作のエビデンス

08 咬合の付与と調整の基準

- リマウントの重要性と機能生理学的顎運動に基づいた咬合付与
- 咬合調整のガイドライン
- 症例に応じた選択削合と自動削合

機能生理学的顎運動に基づいた咬合確認とリマウントの重要性

　患者は天然歯列が崩壊する間にも咀嚼運動を営んでおり，長期間を要しながら下顎位の移動と共に無歯顎へと変化していく．義歯を製作する我々術者は，まずこの事実を認識しておく必要がある．すなわち，現在の筋肉神経系及び顎関節と義歯床が生理的にバランスのとれた位置で安定する咬合状態が，無歯顎患者の生理学的中心咬合位として考えられるということである．

　この運動に調和する咬合面形態を与えることが，機能を営める義歯とするためのキーポイントである．そのため，習慣性咬合位（Habitual occlusal position）の修正により，中心位とのずれを両立するロングセントリック（Long centric）を付与する必要がある症例も存在する（ずれの許容量は，前後的に約1.0～1.5mm以内とされる）．

　一般論として咬頭嵌合位（中心咬合位）で与えられる咬合様式は，①ノーマルな咬合，②リンガライズドオクルージョン（舌側化咬合），③バッカライズドオクルージョン（頬側化咬合），④クロスバイトオクルージョン（交叉咬合），⑤モノプレーンオクルージョン（フラット咬合）の5つが考えられる．人工歯選択の項（Part2-4）でも触れたが，これらは患者条件を問わずに一様に与えるのではなく，対向関係をはじめとした諸条件から決定されるべきで，ひいてはこれが咬合調整量の低減にもつながりうる．

　また，システムを問わず，重合を完了した総義歯は咬合器へ再装着し，材料・重合による誤差，ヒューマンエラーの有無と咬合採得時と同様の咬合の安定が図られているかを確認すること，必要であれば調整を施すことが臨床上極めて重要になる．無咬頭歯やリンガライズドオクルージョン用の人工歯を用いた場合も，重合による咬合の寸法変化（誤差）がないかをリマウントにより観察する（**2-8-1, 2**）．

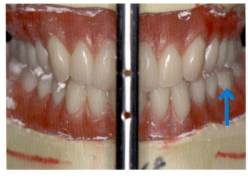
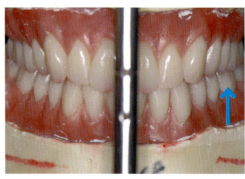

2-8-1, 2 重合後にリマウントし，削合調整する前後の嚙み合わせ．特に左側臼歯部において大きな違いがあることが読み取れる．これを調整せずに口腔内に装着されると，一体どうなってしまうのだろうか……重合後の咬合の確認（ヒューマンエラーの防止）が重要である

生理学的顎運動に基づいた咬合調整と臨床的根拠

咬合調整の種類としては，選択削合と自動削合が挙げられる．選択削合の主な目的は，① 義歯床の機能的な安定が得られるよう力の方向（ベクトル）をコントロールすること，② 咬合による歯槽粘膜（顎堤）の吸収を防止することである．選択削合のためには，咬合が適切に作用する力の方向と作用点を知らなければならない．

筆者は選択削合（Selective gliding）に，Lauritzen[1]により提唱された咬頭嵌合位（中心位へ戻る方向）の咬合調整（MU-DL の法則）と前方運動の咬合調整（DU-ML の法則），そして Schuyler[2] により提唱された BU-LL の法則による側方運動の咬合調整をそれぞれ応用している．

以下，各法則について紹介する．

1. 咬頭嵌合位の咬合調整（MU-DL の法則）

中心位において，上顎義歯床を安定させるために必要な力の方向は上後方である．一方，下顎義歯床を安定させるためには，下前方に力のベクトルが向かうようにすることが望ましい．

選択削合では，まず中心位において咬合関係が得られているという前提の下，咬頭嵌合位での安定を確認する．安定する力の方向を確立するために，MU-DL の法則に従って早期接触の部位があれば調整を行う（2-8-3）．上顎臼歯は近心斜面，下顎臼歯は遠心斜面の調整をそれぞれ行い，生理学的中心位への誘導と咬合ベクトルの安定に導く．削合は対合する窩に対して行い，咬頭頂の削合は避けることが望ましい．一回の削合量は，0.1 ～ 0.2mm 程度を目安とする．

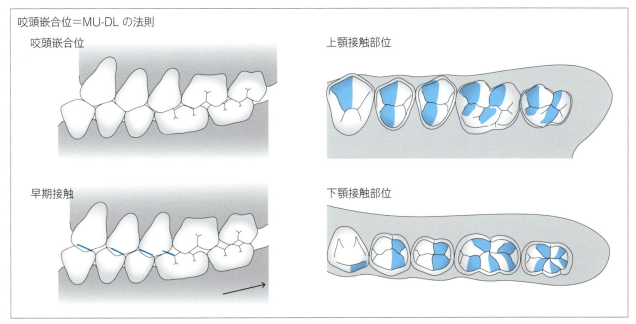

2-8-3 MU-DL（Mesial Upper Distal Lower）の法則．上顎近心斜面と下顎遠心斜面の早期接触を調整することで，後方に下がる（中心位に戻る）運動の干渉を削除し，力学的な安定を図る

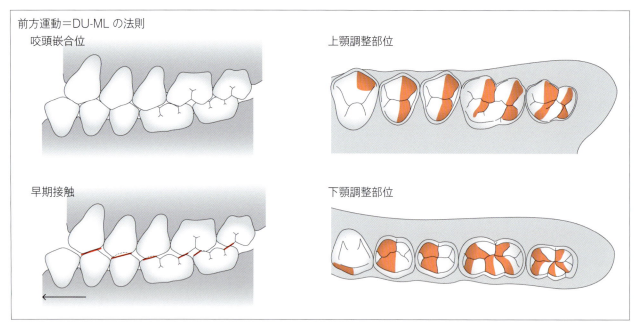

2-8-4 DU-ML（Distal Upper Mesial Lower）の法則．前方運動時の上顎遠心斜面と下顎近心斜面の干渉を削合することで，義歯を不安定にさせる上前方，下後方への力を防ぐ．人工歯の辺縁隆線（Marginal Ridge）は，同じ高さであることが望ましい

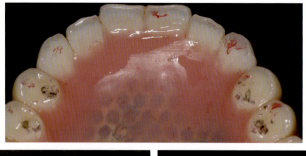
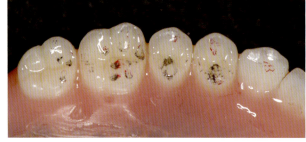
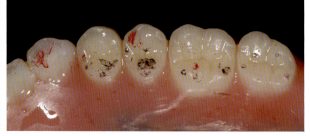

2-8-5〜7 咬合調整後の上顎義歯咬合面観

2. 前方運動の咬合調整（DU-MLの法則）

前方運動時はDU-MLの法則に従って，上顎臼歯の遠心斜面，下顎臼歯の近心斜面の接触が強ければ削合調整し，義歯床の安定を図る（**2-8-4**）．これらの調整は，すべて半咬頭分の運動範囲で行うことを原則とする．

前方運動では両側性平衡咬合を付与するが，後方の歯槽形態がスキーゾーンとなる部位に第二大臼歯が排列されている場合は，第一大臼歯に平衡咬合を付与することが必要となる（**2-8-5〜7**）．

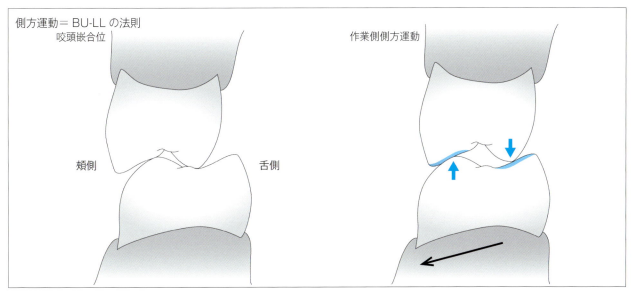

2-8-8 BU-LL（Buccal Upper Lingual Lower）の法則．側方運動時の干渉の調整法に関する指標で，上顎頬側咬頭内斜面と下顎舌側咬頭内斜面を削合するというもの．機能咬頭（矢印）を保持するために，咬頭に対向する斜面側を削合する．側方運動における作業側の咬合接触調整を両側に行えば，側方運動時に上下顎義歯床の安定が得られやすくなる．また，平衡側においては，上顎は舌側咬頭内斜面と下顎頬側咬頭内斜面に接触させてクロスバランスドオクルージョンの様式を与えることが望ましい

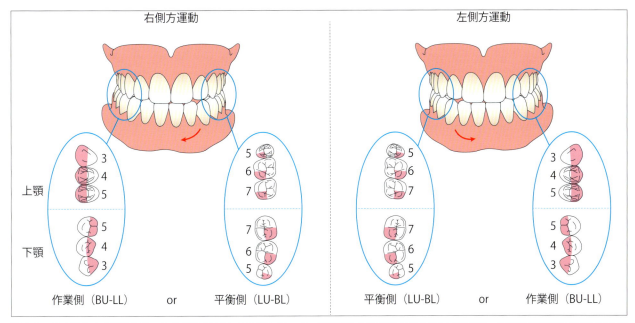

2-8-9 側方運動時の調節部位．作業側は BU-LL の法則に従って，平衡側は上顎舌側咬頭内斜面の遠心部，下顎頬側咬頭内斜面の近心部を調整する（LU-BL の法則）

3. 側方運動の咬合調整（BU-LL，LU-BL の法則）

側方運動時の作業側においては，上顎臼歯の頬側咬頭内斜面と下顎臼歯の舌側咬頭内斜面を選択削合し，作業運動時に咬頭干渉が生じないように調整する（BU-LL の法則．**2-8-8**）．

平衡側においては，上顎臼歯の舌側咬頭近心内斜面と下顎臼歯の頬側咬頭遠心内斜面が咬合接触するように咬合調整を行い，両側性平衡咬合によるバランスを付与することが重要である（LU-BL の法則．**2-8-9**）．

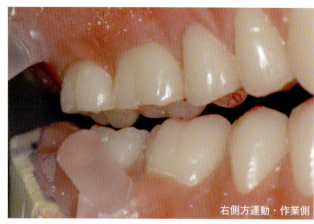
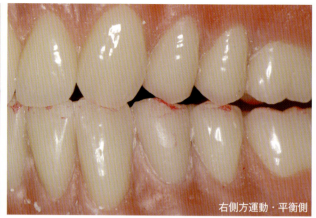

2-8-10, 11 咬合器上での平衡側及び作業側の咬合接触状態（右側方運動）．平衡側にはクロスバランスドオクルージョン，作業側にはグループファンクションと，左右で異なる様式を付与している

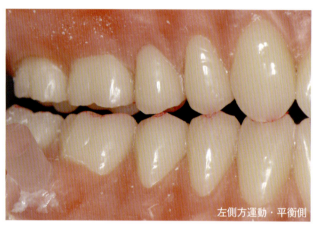

2-8-12, 13 同，左側方運動時

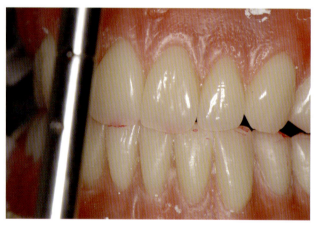

2-8-14 咬合器上で前方運動でのバランスドオクルージョンの確認を行う

　この時，患者固有の顆路角（Condyle path angle）に調和した生理学的な咬合調整を行うことが義歯の安定のためには望ましい．非機能咬頭（Shearing cusp）となる上顎頬側咬頭内斜面と下顎舌側咬頭内斜面を2面にカットし，義歯の安定を妨げる側方力（Lateral force）の軽減を図る．

　この調整は咬頭頂を含めて行い，咬頭頂が患者固有の運動方向に調和した主溝（Developmental groove）を形成し，側方運動時において咬頭が容易に通過できるように意識して調整する（**2-8-10 〜 14**）．

Evidence of Denture Work

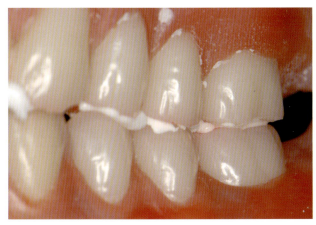
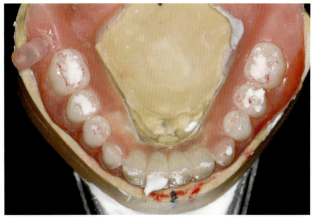
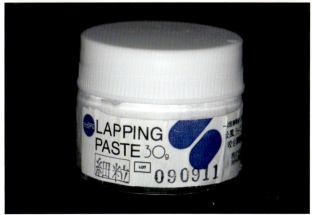

2-8-15〜17　ゴシックアーチに描記された固有の顎運動に調和する選択削合を行った後は，『ラッピングペースト』（松風）の中粒と細粒を用いて機能的咬合を調整する

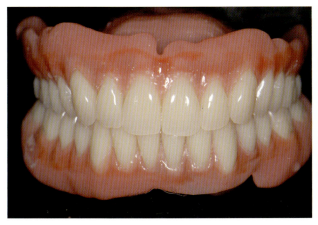
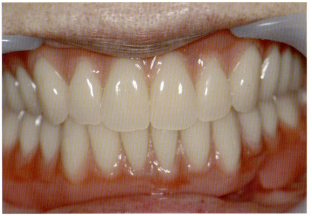

2-8-18, 19　選択削合と自動削合の完了後，研磨仕上げとなる

4. 自動削合

　選択削合を行った後は『ラッピングペースト』（松風）を用いて自動削合，すなわち側方運動と前方運動・前側方運動の柔軟（Flexible）な動きを調整する（2-8-15〜19）．模型を自由運動咬合器に再装着したうえで，下顎前歯の切縁や臼歯の咬合面に本材（中粒及び細粒）を薄く塗布し，義歯床を両手で軽く保持しながら前後左右に1〜2mmの範囲で，選択削合を阻害しないように軽く圧接しながら患者固有の咀嚼周期内を繰り返し行う．

参考文献

Part2-1

2-1-1) McGee GF : Use of facial measurements in determining vertical dimension. JADA, 35 : 342 〜 350, 1947.

2-1-2) Thompson JR, Brodie AG : Factors in the positionof the mandible. JADA, 29 : 925 〜 941, 1942.

2-1-3) Shanahan TEJ : Physiologic vertical dimension andcentric relation. J Prosth Dent, 6 : 741 〜 747, 1956.

2-1-4) Silverman MM : Determination of vertical dimensionby phonetics. J Prosth Dent, 6 : 465 〜 471, 1955.

Part2-2

2-2-1) Monson GS : Occlusion as applied to crown and bridge work. Natl Dent Assoc J, 7 (5) : 404, 1920.

2-2-2) Pankey LD, Mann AW : Oral Rehabilitation 1. Use of the PM Instrument in treatment planning and in restoring the Lower posterior teeth. J. Prosthet. Dent, 10 : 135, 1960.

Part2-3

2-3-1) Boucher CO 編：Swenson's Complete Dentures 2nd ed. C.V.Mosby, St.Louis, 1962.

2-3-2) Frush JP, Fisher RD : How dentogenic restorations interpret the sex factor. J. Pros. Dent., 6 : 160 〜 172, 1956.

2-3-3) Beresi VE, Schiesser FJ 著／柳田尚三，小林義典，鳥居健吾 訳：ニュートラルゾーン総義歯学．医歯薬出版，東京，1976.

2-3-4) Beresin, Shiessen 著，柳田尚三，小林義典，鳥居建吾訳：ニュートラルゾーン総義歯学 その理論と実際．医歯薬出版，東京，1976.

Part2-4

2-4-1) Frush JP, Fisher RD : How dentogenic restorations interpret the sex factor. J. Pros. Dent., 6 : 160 〜 172, 1956.

Part2-6

2-6-1) 佐藤幸司：力学的・生理学的観点に基づく人工歯排列のガイドライン（前・後）．歯科技工，42（4, 8），2014.

2-6-2) 古谷野　潔，矢谷博文 編：歯科技工別冊／目で見る咬合の基礎知識．医歯薬出版，東京，2002.

Part2-7

2-7-1) Lauritzen AG : Function,Primeobject of restorative dentistry ; a definite procedure to obtain it. J. Am. Dent. Assoc. (JADA), 42 : 523, 1951.

2-7-2) Schuyler CH : Fundamental principles in the correction of occlusal disharmony, natural and artificial. J. Am. Dent. Assoc. (JADA), 1193, 1935.

Part2-8

2-8-1) 納富哲夫：歯科修復・回復学 Restorative Dentistry. 歯科評論，61（10 〜 12），2001.

2-8-2) 川添堯彬，中村文美：総義歯の維持と印象；解剖学的基礎事項との関連．補綴臨床，10（1 〜 4），1977.

2-8-3) 上條雍彦：口腔解剖学．アナトーム社，東京，1962 : 65 〜 82.

2-8-4) BPS Set up 資料．Ivoclar Vivadent.

2-8-5) Alex Copper：USC 講義資料「DENTGENIC CONCEPT」．

2-8-6) 羽賀通夫：補綴物の製作と発音について．QDT, 14 : 37 〜 43, 1989.

2-8-7) 羽賀通夫，松本直之，石田　修，佐藤幸司：補綴物の形態と発音との関係を考える．QDT, 14 : 44 〜 58, 1989

あとがき

　今般の発刊にあたり，臨床で重要な鍵となる総義歯製作（デザイン）のポイントについて，挿図と動画を交えて，できるだけわかりやすい本とすることを目指してきた．本書の余白には，読者各位が追加資料や臨床上の注意事項等を書き留めていただき，自身に適した本としていただきたい．

　昨今では日本の歯科医療技術の発展に伴い，デジタルデザインの進歩も著しい．しかし，大切なのは客観的な臨床術式で，臨床的根拠に基づいたステップを学ぶことである．加工の工程が画一化されるデジタルの時代にこそ，そのデザインとする「客観的根拠」を学ぶことが，臨床を成功に導く鍵になると思われる．今後迫り来る Digital Denture の時代においても本書をガイドラインとして活用いただき，ヒューマンテクノロジーとしての二義的人工臓器製作にお役立ていただければ幸いである．

＊　　　　＊　　　　＊

　本書の内容は，多くの臨床歯科医師，臨床歯科技工士の諸先輩から学び得た知識技術を基礎としている．著者が最初に従事させていただいた霞が関歯科ポストグラジュエートセンター・納富歯科医院の故・納富哲夫先生には，在職中に歯科医学の多くを学ばせていただいた．このことが歯科人としての形成につながっていると，今も深く感謝しております．この場をお借りして，心より深謝の意を表します．その後に臨床をご指導いただいた戸井歯科診療所の故・戸井良夫先生，安部歯科医院の故・安部栄一郎先生に，感謝の意を表します．

　また，本書に総義歯の臨床症例を提供していただき，日頃より臨床でお世話になっている吉木デンタルクリニックの吉木邦男先生，玉木歯科医院の玉木大介先生，三愛歯科医院の小野安夫先生，源歯科クリニックの源　弘行先生，シバタ歯科中島診療所の鶴田竜一先生に感謝申し上げます．また，日頃より総義歯関連機材の資料等でお世話いただいております白水貿易株式会社様，Ivoclar Vivadent 株式会社様に感謝いたします．

　最後に，本書発刊にあたり様々なご助力をいただいた医歯薬出版様に，感謝の意を表します．

【著者略歴】
佐藤 幸司（さとう こうじ）

1976年	大分県歯科技術専門学校卒業
	霞が関歯科ポストグラジュエートセンター 勤務　納富哲夫先生に師事
	戸井歯科診療所・安部歯科医院 勤務
1980年	東海歯科医療専門学校専攻科 非常勤講師就任
1985年	佐藤補綴研究室 開業
1985年	公益社団法人 日本歯科技工士会 生涯研修認定講師就任
1990年	名古屋市立大学医学部研究員 第一解剖学教室入局（～2006年）
2002年	Ivoclar Vivadent BPS国際インストラクター就任
2003年	明倫短期大学生体技工専攻学科 臨床教授就任（～2020年）
2009年	名古屋歯科医療専門学校 非常勤講師就任
2017年	神奈川歯科大学大学院歯学研究科 全身管理医歯学講座 顎咬合機能回復補綴医学分野非常勤講師就任
2021年	神奈川歯科大学総合歯科学講座 顎咬合機能回復学分野 特任講師就任

一般社団法人日本歯科技工学会認定（有床義歯）専門歯科技工士
特定非営利活動法人日本顎咬合学会認定 指導歯科技工士

スキルアップをめざす！エビデンスに基づく総義歯製作
生体情報を考慮した客観的な人工歯排列法

ISBN978-4-263-46215-7

2018年10月25日　第1版第1刷発行
2022年8月25日　第1版第2刷発行

著　者　佐　藤　幸　司
発行者　白　石　泰　夫
発行所　医歯薬出版株式会社

〒113-8612　東京都文京区本駒込1-7-10
TEL.（03）5395-7635（編集）・7630（販売）
FAX.（03）5395-7639（編集）・7633（販売）
https://www.ishiyaku.co.jp/
郵便振替番号 00190-5-13816

乱丁，落丁の際はお取り替えいたします　　印刷・木元省美堂／製本・榎本製本
© Ishiyaku Publishers, Inc., 2018. Printed in Japan

本書の複製権，翻訳権，翻案権，上映権，譲渡権，貸与権，公衆送信権（送信可能化権を含む）・口述権は，医歯薬出版㈱が保有します．
本書を無断で複製する行為（コピー，スキャン，デジタルデータ化など）は，「私的使用のための複製」などの著作権法上の限られた例外を除き禁じられています．また私的使用に該当する場合であっても，請負業者等の第三者に依頼し上記の行為を行うことは違法となります．

JCOPY ＜出版者著作権管理機構 委託出版物＞
本書をコピーやスキャン等により複製される場合は，そのつど事前に出版者著作権管理機構（電話 03-5244-5088, FAX 03-5244-5089, e-mail：info@jcopy.or.jp）の許諾を得てください．